今、伝えたい「いのちの言葉」

聖路加国際病院副院長
小児科医 細谷亮太

佼成出版社

目次

はじめに

第1章　自分のことを大切だと思えますか？

第2章　苦しんでいる人にどんな声をかけますか？

第3章　目に見えない大切なものに気づいていますか？

第4章　夢や希望はありますか？

第5章　一生懸命に今を生きていますか？

おわりに

はじめに

四歳で死ぬのも九十五歳で死ぬのも、
そのいのちの輝きに変わりはない

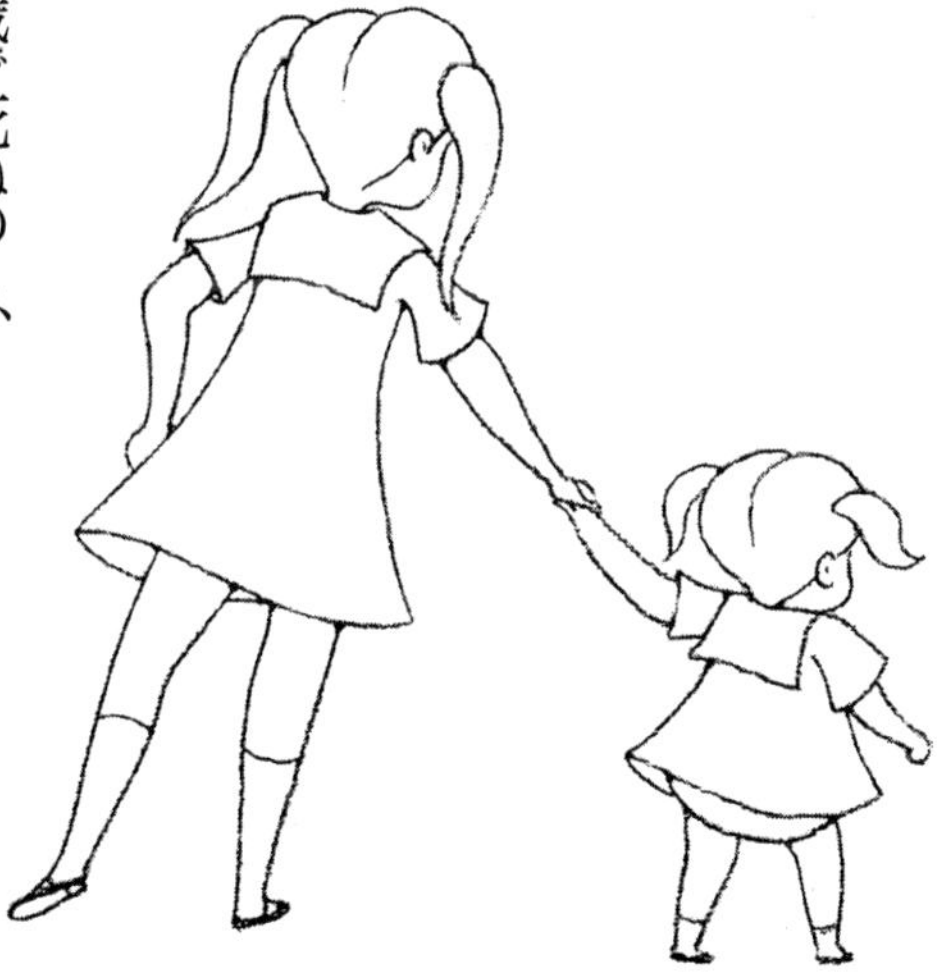

人間はだれもが、生まれてからそれぞれの人生を歩み、やがては年老いて死んでいきます。

私は、年老いて死ぬということを、ほんとうはあまり悲しいことだとは考えていませんでした。年を取った人が死ぬのは自然のなりゆきで、それはしかたのないことだろうと、小さいときから思っていたのです。

私の父親は内科の医者でした。

小さな農村の開業医だったので、村のおじいさんやおばあさんのところへ往診に行き、最期のときには看取っていました。父はだれそれさんが亡くなったからと言ってはお通夜へ行き、お葬式へ行くということをまめにやる人でした。私が「いくつのおじいちゃんが亡くなったの?」と、聞くと父は「九十五歳だよ」などと答えます。それを聞いて私は「九十をすぎているのならしょうがない」と思っていましたし、医者になってからもそう口にしていました。ところが、私がそう言うと父は必ず、「おまえは冷たい」と小言を言いました。でも、私は年を取った人が死ぬよりは小さい子が死ぬことのほうが不条理だし、周りの人をとても悲しませる大変なことだと思い続けていました。

私は現在、聖路加国際病院で小児科医をしています。医者になってもう四十年近くたちましたが、働きはじめて一年目に受け持った彩ちゃんのことは、まだ忘れることができません。彩ちゃんは、医者として駆け出しだった私に、初めて患者さんの死を経験させてくれた子でした。

彩ちゃんは、神経芽腫《しんけいがしゅ》というがんでした。痛みに耐えてがんばっていた彩ちゃんの心臓が止まったとき、私は彩ちゃんの胸に聴診器を何度も強く押しあてました。心臓マッサージをして口から息を吹き込んでも、なんの反応もありません。私の胸は高鳴り、指先が震えているのがわかりました。懸命に治療してきたのに、まだ五歳だというのに、目の前で亡くなってしまった彩ちゃん……。私はぼろぼろ泣いてしまいました。

彩ちゃんのような子が多くいるにもかかわらず、「手間がかかるわりに医療費が安くて採算がとれない」という理由で、小児科が少なくなる傾向にあります。これはとても悲しいことです。

聖路加国際病院には、九十八歳で今も名誉院長として現役で活躍されている有名な日野原重明先生がいらっしゃいます。この日野原先生に私が「小さい子がいのちを失うのはいちばんかわいそうなことだと思います。この子たちのいのちを救うために、小児科を縮小することなどないようにしてください」とお願いしたことがありました。日野原先生は「年寄りが死ぬのだってかわいそうだよ」とおっしゃいました。私は、うちの父も内科医だし、日野原先生も内科医だから、小児科の私とは考え方が少々違うのだなと思いました。

ところが、十五年くらいたってから、日野原先生は小さな子が亡くなることや子どものいのちについて発言なさるようになりました。あるいは日本の未来ということについて、子どもたちを大事にすることこそがとても重要だということをおっしゃるようになったのです。

人間は、年を取ってからでも変わることができるのだと思い、私は以前にも増して日野原先生を尊敬するようになりました。

私が四十歳のころ、九十歳といえば非常に年上に感じました。ところが、自分が六十歳をすぎてから、八十歳や九十歳の方でも私を対等に扱ってくれるような先輩の友人が少しできてきました。いっしょに食事をし、「じゃあ、また会いましょう」と元気にごあいさつをしてくださって、お別れしたのに、数日後に急に亡くなってしまわれた方が何人かありました。

そういう体験をすると、人間がいのちの終わりを迎えるということは、小さな子どもの場合だけでなく、何歳になっていても大変な出来事なのだと、六十歳をすぎてから実感できるようになったのです。

そう感じるようになってから、父が九十六歳で亡くなりました。いつかは死ぬのだろうとは思っていましたが、父親が死ぬということは、九十六歳だからしかたのないことだ、当たり前だとはとても思えませんでした。とても悲しい出来事でした。悲しく思える自分がうれしくもありました。

彩ちゃんのような小さな子どもが死ぬということは、とてもつらい出来事です。ましてや自分の子どもの死を受け入れなければならない親や、周りにいるおとなたちにとって、これほど不自然で受け入れにくいことはありません。彩ちゃんは、人生にはこんなにもつらいことがあるということを私に教えてくれました。私は、亡くなっていく彩ちゃんの姿に一種の威厳を感じました。

懸命に生きる人間のいのちには、長いとか短いなどということとは関係のないそれぞれの輝きがあります。

日野原先生が八十歳をすぎてから子どもが大切だと思うようになったり、私が六十歳をすぎてから人間の死は年齢に関係なく大事なことだと思えるようになったのは、それなりに長く生きてきたからでしょう。

三十歳、四十歳、五十歳と年を重ねるにつれて、同じものごとでも見え方が違ってくるということを感じるようになりました。さらに七十歳になったら、もう少し世の中が違って見えるようになるのだろうと、年を重ねることも楽しめるようになってきました。

しかし、年齢で違ってくる景色に軽重はありません。

彩ちゃんは彩ちゃんなりに、最高の景色をまぶたに焼きつけて逝ったに違いありません。私はそう信じています。

二〇〇九年九月

聖路加国際病院　小児科診察室にて

細谷　亮太

第1章
自分のことを大切だと思えますか？

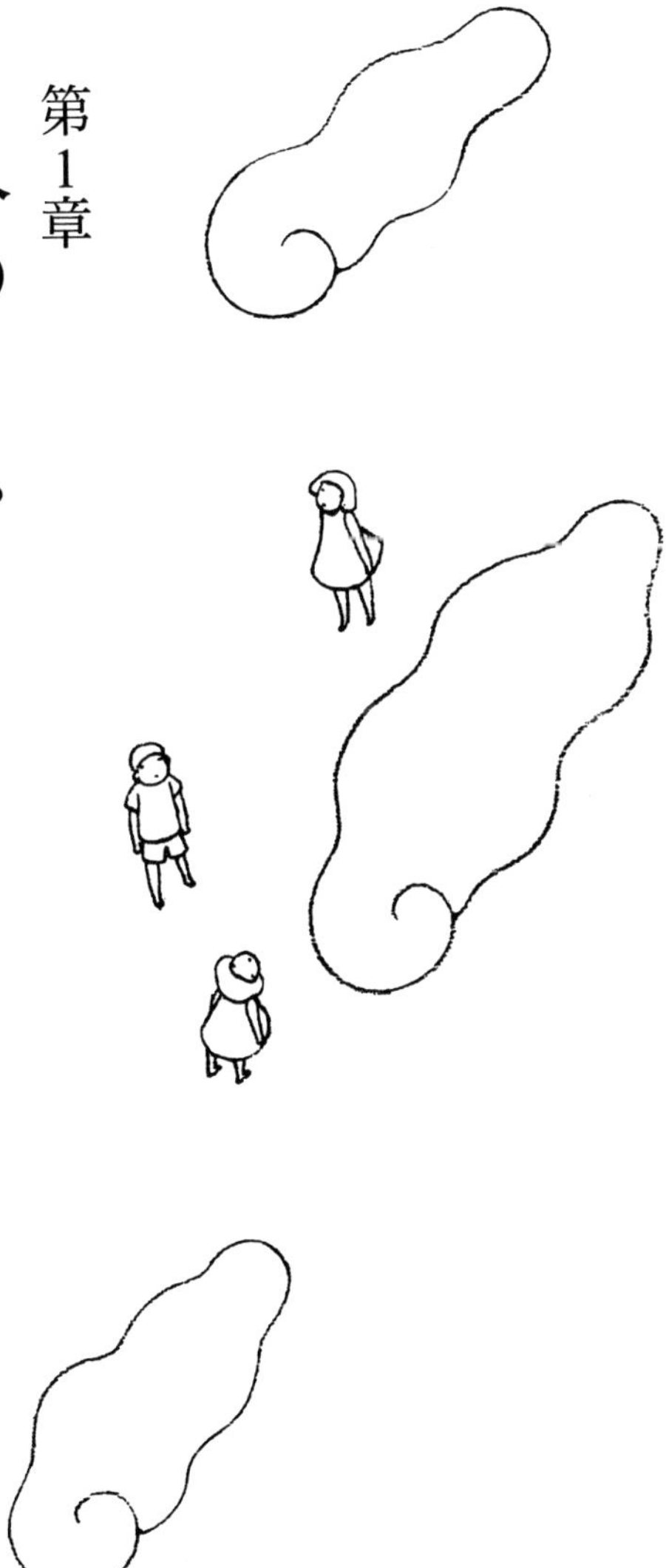

チーちゃんの思いやり

小児科の医者としてたくさんの子どもたちとおつき合いをしてきました。出会って、そして亡くなっていった子どもたちの残していった言葉が、私の中で何回も何回も繰り返し思い出されてきます。その言葉が、長い年月を経て、「あれはこういうことだったんだ」というように私の心に訴えてくることがあります。

出会った子どもたちは、みんなそれなりに生を全うしています。四歳で死んだ子でも、十一歳で死んだ子でも、二十二歳で死んだ人でも、私の父が九十六歳で死んだのと同じ一生の重みを私に突きつけてきます。

つい最近亡くなった、小学校二年生のチーちゃんという女の子がいました。治りにくい種類の白血病で、骨髄移植《こつずいいしょく》というとてもつらい治療を受けなければならない状態でした。

チーちゃんのお父さん、お母さんにはなかなか子どもができず、待ち望んでようやく生まれたお子さんでした。みんなから頭がいいと言われる自慢の子だったのです。チーちゃんは子どもなので、治療の方法はお父さんとお母さんが選ばなければなりません。

骨髄移植は、頭を含めて全身に放射線の照射をしなければならないきつい治療です。だから、移植のあと少し勉強ができなくなったりするかもしれないと心配したご両親は、できれば骨髄移植ではない治療を選びたいと希望しました。医者の立場としては複雑な気持ちでしたが、幸いにもチーちゃんの病気は化学療法への反応も抜群でスッとよくなり、移植をしないで化学療法だけで治療を終えることができるだろうと思いました。うまく治ったように見えたのですが、途中で再発してしまい、結局はお父さんから骨髄を移植することになりました。幸い移植もとても順調のうちにすみ、「治ったかな」と思ったら、残念ながら数ヵ月でまた再発してしまいました。

再発したチーちゃんが病院へくるときのこと、お母さんはチーちゃんに、「ごめんね。最初から骨髄移植を選べばよかったのに、お父さんとお母さんが選んだ方法があまりよくなかったみたいで、また病院に入院しなければならなくなって……」と言ったそうです。

するとチーちゃんは「自分をいちばん大事だと思っているお父さんとお母さんが選んでくれた方法だからだいじょうぶ。方法が間違っていたんじゃないよ。病気そのものが悪かったんだと思うよ。しょうがないよ」とお母さんを慰めたそうです。病気の自分を心配してもらっているのと同等、あるいはそれ以上の思いやりを、チーちゃんはお父さんとお母さんに向けたのです。

子どもの感覚というものは、おとなが思うほど幼くはないのです。子どもだから、感覚がおとなよりも幼いだろうなどと思ったら大間違いです。私はそのことをチーちゃんに教えてもらいました。

だれもがなにごともなく年を取るまで元気でいられたら、こんなにいいことはありません。ところが、病院へ入院してくる子どもたちの中には、「もっと生きたい」と思っても生きられない状況にある場合が少なくないのです。生まれてから年を取るまで元気でいられることは、とてもありがたくて大変なことです。それをいちばん身に染みながら毎日を暮らしているような子どもたちと私はいっしょにいます。つらくて痛い治療を耐え忍んで受けている子どもたちの姿を見ていると、自分を大切にして、一日一日を大事に生きなければならないということを、日常の中で指し示されているような気がします。

でも、同じ場所にいても、そういうことを感じる人と感じない人がいるようです。それだからこそ、感じる人はみんなのために通訳となり、自分が感じたことをほかの人に伝えるということが重要になります。私は、今まで出会った子どもたちのことを忘れず、一人でも多くの人に伝えていきたいと思っています。

自分よりも弱い相手を思う

五歳のツカサ君とソヘイ君は、隣同士のベッドに入院していました。ツカサ君はスキー場でけがをしてアキレス腱を切り、ソヘイ君は神経芽腫という小児がんで入院していたのです。

二人は隣り合って数ヵ月を暮らしました。ソヘイ君のがんは進行し、声が出なくなったのに続いて目も見えなくなっていきました。一方、ツカサ君はアキレス腱を切ってコルセットを着けられているので、歩くことができない状態でした。

ある日その二人が、「いっしょにご本を読んでもらおう」ということになりました。歩けないツカサ君は、車椅子に乗せてもらって隣のソヘイ君のベッドへ行こうとしました。そのとき、ソヘイ君は出ない声を振り絞り、「気をつけてきてね」という言葉をツカサ君にかけてあげます。ツカサ君は何冊かの本を持ってソヘイ君のベッドの横へ行き、「こういう本とこういう本とこういう本があるけれども、どの本を読んでもらおうか」と、目の見えないソヘイ君に話しかけていました。

こんな状況は、普通に暮らしている五歳の子どもたちにはめったに起こることではないでしょう。この子たちは、自分よりも弱い存在に対して、自然に優しい言葉をかけたり思いやりを持って行動したりしているのです。

そんなことをいつも見聞きしている私としては、電車の中で若者がシルバーシートで寝たふりをしていたり、周りの迷惑も考えずにヘッドホンでチャカチャカと音を立てているような姿を見ると、「しっかりしろよ」と言いたくなってしまいます。

今までありがとう

二十歳のときに大腿筋のがんになった、しほちゃんという女の子がいました。最初に診察していただいた外科の先生からは、「肺に水がたまっていなければ転移していないということで生命も危うくなるけれど、現在は、水はたまっていないから治るよ。よかったね」と言われていました。しほちゃんは、その言葉を信じて希望を持って治療を続けていました。

でも、ある日、足のつけねのリンパ節に転移が見つかりました。そのとき、しほちゃんは治ることを少しあきらめて私の診察を受けにきたようでしたが、調べても転移はそこの場所だけだから私は「まだ治せるかもしれない」と伝え、しほちゃんは治癒を信じて治療を続けました。

けれどもしばらくして、やはり肺に水がたまりはじめたのです。お母さんからは「そのことだけは、しほに言わないでほしい」と頼まれました。肺に水がたまったと伝えることは、死の宣告と同じだからと言うのです。

でも、しほちゃんは「なぜ苦しいか」のはっきりとした理由を知りたいと私にせまりました。「なにか先生は隠している」という彼女をこれ以上だまし続けることはできないと思った私は、お母さんの許しをいただいてほんとうのことをそのまま伝えました。しほちゃんはひどく嘆き悲しみました。

それからしばらくたって、しほちゃんは「あとどのくらい時間が残っているの?」と聞いてきました。彼女は、最期のときを自宅で過ごすことを自分で決めていたのです。まだ時間が残っているのなら、やりたいことがあると言うのです。

しほちゃんは、大好きだった男の子や家族といっしょにスキーへ行ったり、できることをがんばってやりました。彼女にとって、残された時間はほんとうにかけがえのないときだったのです。

病状がより悪化してとても苦しくなったとき、しほちゃんは単身赴任で日本にいなかったお父さんと電話で話をしました。

「もうそろそろ向こうに行くけれど、今度生まれてきたときにも、お父さんの娘に生まれてあげるからね。今までありがとう」

彼女はそうあいさつしたのです。私もそこにいました。みんなが涙を流し、見守る中でしほちゃんは亡くなっていきました。

しほちゃんだけでなく、悪性腫瘍《しゅよう》などの重い病気で亡くなる子どもたちは、口に出しては言わなくても、最期のときにお父さんとお母さんに「産んでくれてありがとう」という気持ちを態度で示したり、今までいっしょに過ごすことができてとても幸せだったということを伝えることが多いものです。天国に旅立つ子どもたちは、みんな「もっと生きたかった」という思いを引きずりながら亡くなっていきます。

そういう子どもたちを見ていると、健康な生活をしている人は、絶対にいのちを大切にし、しっかりと生きなければならないと心から思います。

ところが、世の中には交通事故や自殺で突然亡くなっていく子どもたちもたくさんいます。ある日突然、子どもに死なれたお父さんとお母さんはとてもお気の毒です。

自殺は、本人がいろいろなことを考えたあげくに死を選んでしまうということなのでしょうが、若い人の自殺は、若すぎるものの見方で誤った選択をしてしまうことの結果が多いように思います。ある程度の年になれば、いのちの重さ、尊さは見えやすくなってくるものですが、それがわからないまま、わかったような気になって自ら死を選んでいくことがあるようで、とても痛ましく思います。

子どもが亡くなったあと、残されたご両親は死んでしまった子どもの〝心の謎解き〟をします。「ああ、こういうことだったんだ」という納得できる理由にたどり着ければ、子どもの死を腑に落ちた形で受け入れることができるようです。言うまでもないことですが、ご両親が子どもの死を受け入れることができるようになるまでには、とても苦しくて長い時間が必要となります。

小児がんなどで子どもを亡くしたご両親は、「なんでうちの子だけがこんな病気になったんだ」と何度も何度も問い返して苦悩し、悲しく苦しい日々を過ごされます。でも、そんな日々の中にも、家族が一丸となって病と闘かったという思いがあります。だから、自殺や事故である日突然子どもを亡くされたお父さんやお母さんよりは、まだ子どもの死を受け入れることができるようです。たとえ短い期間でも、子どもとともに過ごす時間を与えてもらったことに対する感謝の気持ちを持つことができるからかもしれません。

かけがえのない自分

人間とは、とても不思議な存在です。その設計図は、ものすごく細かくできています。生まれてくるまでにお母さんのおなかの中で作られる人間の精緻な仕組みは、ネズミはもちろん、犬や猫などでも考えられないくらいにうまくできています。

そういう高級な生物が「生まれていいよ」という段階までお母さんのおなかの中で育てられる間には、大変な試練があります。人間として最終段階まで行って、赤ちゃんとして生まれてくることは非常にまれなことなのです。生まれてくること自体、奇跡的だということができます。文字どおり、「有り難い」ことなのです。まさに「授かったいのち」といえるでしょう。

かつての日本では、子どもが生まれても、一歳にもならないうちに亡くなってしまうことがよくありました。ですから、子どもを「授かる」という感覚は、今よりももっと強かったと思います。現在も地球のいろいろな国では、幼くして亡くなっていく子どもたちがたくさんいます。

だからこそ、人間として授かったいのちは、亡くなるまで大切に扱わなければなりません。それは理屈ではないのです。だれがなんと言ってもそうしなければならないということです。幼い子どもたちが、病気と闘いながら感謝の気持ちや思いやりの心を周りの人たちにささげて天国に旅立つ姿を見ていると、特にそう思います。

人間は、赤ちゃんのときに自分だけではおっぱいを飲むことができません。だからおっぱいを飲ませてくれた人がいたはずですし、だれかが養育をしてくれたから大きくなったのです。七歳でも、十歳でも、二十歳でも、私たちはだれかのおかげで生き続けているわけです。そして、人間は無意識のうちにもその恩義を感じています。小学校二年生で亡くなったチーちゃんも、自分だけで大きくなったわけではなく、七歳まで両親に育ててもらったということがちゃんとわかっていました。

「なんで俺なんかを産んだんだ！」と言って親に反発する若者を見かけますが、彼も親の愛情を受けて育ててもらったことを忘れてはいけないのです。

子どもが重い病気で入院すれば、ご両親はとても心配し、深い愛情を注いで看病してくれます。看護師さんも医者も、一生懸命その子の治療にあたります。そういう状況下では、子どもたちは自分をサポートしてくれる人たちが世の中にはこんなにたくさんいるんだということを強く実感します。そして、サポーターや家族に対する感謝の気持ちを素直に持てるのです。

ところが、実際にはいろいろな人々に支えられているのに、だれにも支えられていないと感じている人もいます。だれも支えてくれなかったら、その年齢まで生きてくることができなかったということを忘れているのです。人間たるもの、自分が今まで生きてこられたのは、だれかに支えられてきたからだということを常に自覚する必要があるのです。

本章のテーマである「自分のことを大切だと思えますか？」という問いは、言い換えれば、「ほかの人のことを大切に思えますか？」ということに通じます。

自分のことを大切だと思えない人は、その人自身の意識が低くて、生きているという実感が薄いのだと思います。人間は、もし乳児期に放置されて食事ができなければ死んでしまう存在なのだとか、重い病気にかかったときにちゃんと手当をしてもらわなければ簡単に死んでしまう生き物だという自覚が、少ないのかもしれません。人は健康な人に囲まれて日常生活を過ごしていると、年齢に関係なく、健康であることを当たり前と考えて、普通に生きていられることのありがたさを感じなくなってしまうのです。

初めての告知

一九七〇年代の終わりごろから、がんの子どもにとっても「告知」が必要だということが世界中で言われるようになりました。おとなであれ子どもであれ、自分の病気をちゃんと自覚したうえで治療を受けるべきだという考えが広がり、患者に正確な情報を知らせようということになって、これを「告知」と呼ぶようになりました。

しかし、日本では一九八〇年代の半ばになってもなかなか告知は行われませんでした。一九九四年にわが国も少し遅れて「子どもの権利条約」を批准しました。その条約には、子どもが自分にかかわることがらについて、自分がどうしてほしいかということを表明する権利を持っていると書かれています。そういう意味でも、私たち医者は子どもが病気になったとき、「この病気はいのちにかかわる場合もあり、ちょっとつらいけれどもこういった治療をする必要があります」と、子どもに説明しなければならないのです。

私がいちばん最初に「あなたは白血病です」と告知をした子は、二人いました。二人とも十歳の女の子でした。一九八六年のことです。

一人は愛媛県の宇和島の子で、治療のためにお父さんとお母さんとともに東京にきていました。そして、ある程度回復して宇和島へ帰ることになったのですが、地元の人たちはみんな事情を知っていたので、帰ってから本人の耳に間違った形で情報が入ると困ると考えたご両親が相談にみえて、私がその子に病気のことを告知することになりました。

その子は話を聞き、「白血病という名は聞いたことはあるけれど、どんな病気かは知らなかった。でも、今のところよくなってきているのなら、がんばって治すからだいじょうぶ」と言って宇和島へ帰っていきました。その後病気は治り、三十三歳になった今、元気に東京で働いています。

もう一人の子も同じ年の女の子で、二人は病院で友だち同士でした。この子は三年ほどの治療が終わったところでした。ところが、そのころ血液の外来で会う友だちが何人か続けて亡くなったのです。「自分も同じ病気で死んでしまうのかもしれない」と心配した彼女はお母さんに、「私も死んでしまうの？」と聞いてきたのです。

そこで、ほんとうのことを話してもらったほうがいいかもしれないと考えたご両親からの相談を受けて、私が告知をすることになりました。私は、ほとんど治ったといえるところまで回復してきていると考えていたので、「人それぞれ病状は違うんだし、治療方法も違うんだから、君はだいじょうぶだよ」と話しました。私は宇和島の子はひょっとしたら治らないことがあるかもしれないけれど、この子の方は治るだろうと思っていました。ところが逆で、宇和島の子は治ったのですが、こちらの子のほうが再発を繰り返し、結局高校生になってから亡くなってしまったのです。

二人の子のお母さんは、退院後は宇和島と東京と離れた場所で暮らしていました。

その後も年賀状のやり取りはしていましたが、お互いに子どもの状況を聞くことはとても恐くてできないまま、二十年近くが経過していきました。

そのころ、私はたまたまある雑誌のエッセイに、宇和島の女の子が元気でいるということを書きました。すると、亡くなった子のお母さんがそれを読み、「元気だったんですね。よかった」と、宇和島の子のお母さんに手紙を書いたそうです。そうして二人は、またほんとうのことを言い合えるおつき合いをはじめたということです。

こういう話を聞くと、たとえ死んだとしても、その人生が長くても短くても、一人の人間が生きるということが周りに与える影響は、計り知れないものがあるとつくづく感じます。だからこそ「人間にはくだらない存在など一人もいない、死ぬまでは絶対に生き抜かなければならない」と思うのです。

人間はどんな状況でもエンジョイできる

伊勢真一さんは、私たちがやっている小児がんの子どもたちのキャンプの映画を撮ってくれている監督です。伊勢さんが撮った、ヒューマン・ドキュメンタリーに「えんとこ」という映画があります。タイトルは「縁のあるとこ」「遠藤滋のいるとこ」という意味です。遠藤さんは伊勢さんの大学時代の友人で、学校の先生になりました。

遠藤さんは、脊髄を患い次第に歩けなくなって、日常生活も一人ではできなくなっていきました。伊勢さんは、遠藤さんの体のぐあいが悪くなりはじめてから再会し、遠藤さんの病状が悪化していく過程をドキュメンタリーとして撮影したのです。

遠藤さんはもちろん学校には行けなくなってしまうのですが、学校でもらった給料と退職金とその他の手当てなどを使い、お母さんの世話にはならないで自立をしようと決めました。彼は自分でインターネットのネットワークを作り、「だれでもいいから自分の世話をしにきてほしい」と、時給六百円から六百五十円でボランティアを募集しました。

すると、路上生活をしている人をはじめ、お金を必要とするたくさんの人がインターネットを見て手伝いにきました。その方たちに、例えばお風呂に入れてほしいとか、介護を手伝ってほしいと頼みます。遠藤さんは自分の体を使うことによって、彼らにボランティアを頼むことが今の自分のやれることだと考えたのです。自分のお金で自分の体を提供しながら、実は「ボランティアとはなにか」ということを問いかけているのです。ある意味では、遠藤さん自身がボランティア活動を行っているのです。

そのドキュメンタリーを見ると、どんな人間でも生きていること自体に意味があると強く感じます。遠藤さん自身はもちろん、その周りに集うボランティアの人々も、一人残らずそれぞれの役割を持っていてそれを楽しくこなしています。その姿は、無駄に生きている人は一人もいないと思わせられると同時に、人間はどんな状況でも生きていることをエンジョイできる力を備えていると感じました。

私に勇気を与えてくれたＨ君という子がいます。Ｈ君は小学校のときからトランペットが大好きでした。そして、おとなになったらトランペッターになると心に決めていました。ところが、Ｈ君が中学校二年生のとき、右手首のすぐ上に骨肉腫ができてしまったのです。放っておけばいのちにかかわるので、手首の上十センチぐらいのところで右手が切断されました。

右手がなくなったらトランペットは吹けません。でも、H君の夢は消えませんでした。H君はトランペットをやめ、ホルンに転向したのです。ホルンは右手をラッパの中に入れて楽器を支え、左手でバルブを操作して演奏します。これなら義手のH君にも演奏できたのです。

H君は、人間はどんな困難に遭遇しても、その出来事とうまく折り合いをつけながら生きていける能力があることを教えてくれました。実は、生まれてきたすべての人にそういう能力が備わっているのだと思います。

アフリカで医療活動をしている後輩の医者が、貧困と悲惨にさいなまれ、食べ物や薬がないところでも、子どもたちは「明日はおいしいものが食べられるかもしれない」とか、「明日はお天気がよくて空が青いかもしれない」と、希望につなげていけると話してくれました。

こういう感覚や気持ちは子どもだけではなく、おとなでも同じことがいえるのではないかと最近はよく考えます。まったく希望がなくなるということは、人間にはほとんどあり得ないのかもしれません。もちろん、ものすごく悲惨な状況の中で落ち込むことはあるでしょう。でも、人間は「明日はいい天気かもしれない」というようなことが希望になりうる、そんな生き物ではないかと私は信じています。

神様がくれたライセンス

生まれつき障害を持っている人たちがいます。よく見かける先天的な異常としてダウン症があります。ダウン症は、私たちの普通の染色体に五百分の一くらいの確率でちょっとした異常が起こり症状が現れます。つまり、五百のお産があると一人くらいはそういう子どもたちが産まれるということです。

ダウン症の人は、予後の悪かった昔から特に大きな問題がなければ四十歳くらいまでは生きることができると言われていました。正常の染色体を持って生まれる人と同じようにダウン症の人も、もちろん、みんなと笑い合えたり、お日さまの光を心地よいと感じることができるのです。そのうえ、昔よりずっと長生きできるようになりました。

けれども、そう長くは生きられないような染色体異常もあります。それでも、「オギャー」と生まれてくる子は、生まれることで、いろいろな人に影響を与え、その子自身、その子なりの人生をエンジョイできるから生まれてくるのだと思います。

短くしか生きられずに死ぬ子、重い障害を持って生まれてくる子……。いろいろな子どもたちがいますが、それでも生まれてくる子たちは、「生まれていいよ」というライセンスを神様からもらっているのだと思います。宇宙の運命をつかさどっているような、大きくて不思議ななにかが「生まれていいよ」と決めることによって、人間は世の中に生まれ出てくるのです。前述のように、「ありがたい」とは「有ることが難い」と書きます。世の中に生まれてきたこと自体が非常にありがたいことなのです。人間は地球上のすべての人たちと仲間としていっしょに生きていかなければなりません。それが人間の義務なのです。

人としてやらなければならないこと、やってはいけないことは、最初から決まっているのです。それは理屈ではありません。いっしょに生まれてきた人たちは仲間として生きていかなければならないし、生まれてきた個人個人は、死ぬときまで懸命に生きていかなければならないのです。

だから、せっかくいただいたありがたいいのちを途中で切ったりするのは、他人のいのちにしろ自分のいのちにしろ絶対にやってはいけないことです。それは、だれがなんと言っても最初から決まっていることなのです。

真実を知りながらも堂々と生きる

病気の子どもたちは、自分が今どういう状況にあるのかということを知っているか知らないかで、体にも心にも大きな違いが現れてきます。だから私は、たとえ子どもであっても病気について話をするべきだと思っています。

前にも言ったように、日本でも「子どもの権利条約」を批准していますから、当然世界の潮流に乗って、子どもたちに病名や病気の内容をきちんと伝えることが必要だということに関しては、みんな同じ意見を持っていると思います。

しかし、同時に、子どもにそういうことを伝えるのは酷だと思う親も日本にはたくさんいます。そしてそのような方が、「自分の子どもに病気のことを伝えてほしくない」と言えば、医者は「親が伝えたくないと言っているのに、わざわざ大変な思いをして伝えることもないだろう」と思いがちです。そのため、子どもに病気の話をしていない地域はまだたくさんあります。東京の中でも、病院によってそれは分かれます。

では、実際に自分の病気を知っている子どもたちと知らない子どもたちでどのような違いがあるのかを調べてみようと、今から十五年くらい前に調査をしました。まだ世の中の半分くらいの病院しか、子どもに告知をしていなかった時代です。私のいる病院とある大学病院で四、五十人ずつの子どもたちを対象に調査を行いました。

片方は、自分の病気の話を聞いた子どもたちのグループ、もう片方は、自分の病気を知らない子どもたちのグループでの心理テストです。結果は、自分の病気を知らないグループでは適応障害のような子が多かったり、内的なエネルギーが低かったりという状態が明らかでした。あらかじめ病気の話をしてあるグループのほうは、絶対的に適応がいいし、エネルギーも高いということが明確にデータとして出ています。

子どものころ、私はおなかが痛くなったことがあります。そのとき、父が大きな病院に電話をして、手術の準備をしてもらわなければならないというような話をしているのが聞こえてきました。実はほかの患者さんのことだったのですが、私はそれを盗み聞きして自分がおなかを切られて死ぬのかもしれないと思い、ドキドキして泣きそうになったことがあります。

それと同じように、きちんとした話がないままつらい治療をされれば、「これからどうなるんだろう……」と、とても不安になるのは当たり前のことです。子どもだからこそ、より大きな不安に襲われるでしょう。

子どもでも、一人の人間としてきちんとした意志を持って生きているのですから、その人格を認めてあげなければならないのです。だから、わかっていることはうそをつくことなくしっかり話をしてあげなければいけません。

私が医者になったばかりのころは、小児がんは治らない病気でした。当時は、治療をしてぐあいがよくなり、しばらくして悪くなり、また治療をしてよくなり、ということを子どもたちは何回も何回も繰り返していました。だからまたぐあいが悪くなっても、「きっとよくなるはずだ」と思いながら治療にがんばっていたのです。最後まで、そう信じて亡くなっていく子どもが多かったのです。

今は七割は治るようになってきていますから、小児がんだからといって最初から死ぬかもしれないという話をしなくともよくなりました。病名の告知を含む、つらい話を本人に伝えたからといって、私の患者さんの中には自殺などした子は一人もいません。みんな生きていることの大切さを知っているし、自分たちはお迎えがくるまで生きていかなければならないということを、子どもでもちゃんとわかっているのです。大変な思いをすればするほど、一日一日を大切にするのだと思います。

一人だけ「どうして僕は治らないんだ!」と言いながら、亡くなった十八歳の男の子がいました。その子は、「強い治療をすると髪の毛が抜けて、それでちょっとつらい思いをするかもしれないし、ひょっとすると子どもができなくなったりするかもしれない」と話されました。その子は、「それなら死んだほうがいい」と言いました。治らなくなってもご両親がどうしても「まだ治せると言ってください」と言うので、その子には最期までほんとうのことを知らせることができませんでした。

十八歳をすぎても、自分のことを自分で決められずに亡くなっていったその子を私は気の毒に思いました。ご両親が子どもではなくなっている彼に、自分の置かれている状況を客観的に見極めさせることをしなかったのは、とても残念だと思います。彼は最後まで、自分の置かれた状況の中から希望を見つけることが難しい状態のまま亡くなってしまったのです。

天寿を全うしたとはいえないけれども、周りの人たちに「短い人生をしっかりと生きた」と感じさせた子どもたちは、苦しい現実を受け止めながら、自分のいのちをしっかりと見つめていました。彼らは幼くして亡くなって気の毒でかわいそうだったと思う反面、生きた歳月とは関係なく、尊敬に値する生き方だったなと思い出すのです。

人間は思考する優秀な生き物

人間は死ぬまで、しっかりと生きなければなりません。それは理屈ではなく決まっていることです。また、やってはいけないこと、言ってはいけないことも決まっています。このことは小さな子どものほうが理屈抜きに体で知っているように思います。

ところが人間は大きくなるにしたがって、逆に決まっていることがわからなくなってしまうことがあります。小さいときは、あまり疑問を抱かずに日常を過ごしていますが、大きくなるにつれて、「自分は十分に生きたと思っているのに、なぜ、自らいのちを絶ってはいけないのだろう？」と疑問を持つようになったりします。

でも、そういうことを考えるのもとても重要です。考えた末に、死を選ぶことも、逆説的にいえば人間が優秀な生き物だからです。到達した答えは間違っていても、思考する動物だから「死ぬ」ということさえも考えるわけです。

だれでも生きることが悲しくつらくなり、「死んでしまいたい」と思うことがあるのです。そういうときにいちばん重要なのは、自分の気持ちをだれかに伝えることです。自分の気持ちを話せる友だちがいることは、とても大切です。もし、いなかったとしたら、そういうことを聞くのがじょうずな人に伝えるのもいいと思います。例えば「いのちの電話」や、ラジオの電話相談のようなものに「自分が死にたい」と思っていることを相談するのも、もう一度仕切り直すきっかけになるでしょう。決して無駄なことではありません。

私の患者さんの中にも、自殺はしないまでも、しょっちゅうリストカットをするような子どもたちはたくさんいます。前述のように、「死にたい」とか「なんで死んではいけないのだろう」と思うこと自体は、人間として高級な証拠です。しかし、そう思っても、そこで踏みとどまるのがもっと優秀な人間になるための一つのステップです。なぜなら、死んでしまえば思考はそこでストップしますが、生きていればさらなる考えが生まれる可能性があるからです。

そこで踏みとどまるには、死んではいけないと決まっているんだという原則を思い出し、今まで自分のためにかかわってくれた人がたくさんいるという事実を考えることが大事です。今までかかわってくれた人、これからかかわるかもしれない人たちにも、自分の死が不幸を及ぼすかもしれないのです。ひたすら生きるということは、人のためでもあるのです。

なぜ自分のいのちを自分で絶ってはいけないのかということを考えるのは、相当難しいことです。難しいからこそ生きていなければなりません。二十代や三十代では、まだ十分考えたといえるほどの時間を生きてはいません。せめて自殺するのにも体力的に難しいくらいの年まで考え続けないと、十分とはいえないのではないでしょうか。
私は六十歳をすぎて、いろいろなことが子どもたちよりもわかったような気がしています。それでもまだ「そうなんだ！」と感心させられることを小学校の低学年の子どもたちから教えられる有様です。

天国へのトンネル

ある日、二歳の良太君のお母さんから「先生、良太がもうすぐ亡くなることを、お姉ちゃんとお兄ちゃんに話してください」と頼まれました。良太君は、インフルエンザ脳症で救急車で運ばれてきました。入院したときにはいわゆる脳死状態で、人工呼吸器でいのちをつないでいました。

良太君の様子を見て、だれもがもう長くは生きられないことがわかりました。カトリックの熱心な信者だったお母さんは、亡くなろうとしているわが子が天国の扉の前で待たされて、神様がドアを開けてくれないというイメージで良太君のことを見ていました。お母さんは「なぜ神様はこんなにすぐそばまで行っているうちの子に、扉を開けてくれないのだろう……」と考えたのです。

良太君には、八歳のお姉ちゃんと六歳のお兄ちゃんがいました。二人はベッドサイドで「がんばれ、がんばれ」と毎日、良太君を励ましていました。お母さんは「きっと、神様はお姉ちゃんとお兄ちゃんがかわいそうだと思って良太をまだ扉の中に迎えてくれないのだ」と思ったのです。そこで私がお姉ちゃんとお兄ちゃんに「しかたがないことなんだ」と話すことを頼まれたのです。

少し前まではとても元気で楽しく遊んでいた弟が、風邪をひいただけなのに家族とお別れしなくてはならないということは、確かに小学校三年生のお姉ちゃんと一年生のお兄ちゃんには納得できないことでした。ましてや、ベッドで寝ている良太君の手はまだ温かいのです。どう話したら二人に弟の死を受け入れてもらえるのか、とても難しい試練でした。

私は『わすれられない　おくりもの』（作・絵／スーザン・バーレイ、訳／小川仁央、評論社）という絵本を読み聞かせました。それはこんなお話です。

——アナグマは、今まで元気に走り回れたのに、だんだん年を取って杖をついて歩くようになります。森の仲間はとても自分のことを大事にしてくれるので、生きなければならないと思っているのですが、冬ごもりの前に暖炉にあたりながら、自分には来年の春はこないだろうなと思うのです。それで、みんなに「さよなら」の手紙を書いてうとうとすると夢を見ました。すると、今まで不自由だった手足がじょうぶになり、すごい勢いで走れるようになりました。トンネルの中をどんどん走っていくと、ふわっと浮き上がって天国に着いてしまうのです。

アナグマが天国に行ったことを森のみんなが知り、とてもつらい冬ごもりをします。春になってみんなで集まったときに、アナグマからネクタイの結び方を教えてもらったこと、クッキーの作り方を教えてもらったことなど、アナグマが教えてくれたことをみんなで話し合いました。すると、アナグマはもういないのに、いるような気がしました——。

そんなお話です。私はそれを読んで、「アナグマは年を取っているから天国に行ったのだけれども、でも、いのちの長さは人によって違う。年を取らないうちにアナグマと同じように天国に行く子どももいるんだよ。君たちの弟は、今アナグマと同じようなんだよ。天国に行くという手紙が届いたら、受け取らないとかわいそうだよね」というような話をしました。すると、お姉ちゃんとお兄ちゃんは大泣きをしたのですが、「わかった」とちゃんと理解してくれました。

私は、人間が亡くなってもその人が残していくものは必ずあり、その魂のようなものが残された人の心の中で生き続けるから、亡くなっていくこと自体はそんなに悲しいことではないということを伝えたくてこの絵本を二人に読み聞かせたのです。

ところが、二人がもっとも重要だと思う点はそこではありませんでした。自分たちのいちばん大切な弟が天国に行く途中、例えば三途の川で鬼に出会ったり、閻魔《えんま》さまからしかられるというような恐い思いをしてから天国に行くことが心配だったのです。二人にとっては、恐い思いや七転八倒の苦しみの末に天国に行くのではなく、夢の中でどんどんトンネルの中を走っていれば天国に行けるという点が重要だったのです。

二人は、今の手足が動かない姿のままで弟が天国へ行ったらかわいそうだと思っていました。しかし、良太君が元気だったときのように手足が動くようになり、天国へ走って行けるということが二人にとっては重要でした。でも、それは読んでいるおとなには気がつかないことでした。この五日後、良太君はトンネルの向こうへと旅立っていきました。

私はこのとき、人間は長く生きていたからなんでもわかるわけではないということを二人から教えられました。そしてまた、もう若くない私たちくらいの年齢になれば、小さい子の言うことを「なるほど、そうだね」と受け入れたり、わかってあげることもできるんだと気づきました。

同じ生きることや死ぬことを考えたとしても、小学校の低学年と中学生と、それからおとなと老人では考え方も感じ方も全然違うということです。だから、おとなになることがいやで純粋なまま死にたいという人もいるわけです。でも、それは純粋ではなくて未熟なのです。子どものときの純粋さがおとなになったらわからなくなるかといったら、そんなことはありません。おとなになって考えや感覚が変わっても、小さい子が感じることを小さい子の気持ちになってわかってあげることはできるものです。未熟の中に老成は含まれないけれども、老成の中には子どものときの純粋さは包まれているのです。それは、私が小児科の医者として子どもたちとつき合っていて、とても強く感じることです。だからこそ、「いただいたいのちを全うしないままに死んではいけない」ということを、おとなは言い続けなければならないのです。

生きているだけで希望につながる

人間は、恨みや憎しみを抱いてしまう存在です。そして、そのようなマイナスの感情は、挫折感や自己否定の意識を生み出します。それらが、自殺を考える契機となったりするのでしょう。

何度も言っているように、「なぜ死んではいけないのか？」という問いに答えるのは難しいことです。私は、あえて答えるとすれば次のように言っています。

――そういうふうに決まっているから。

――生きてみないとわからないことはいっぱいあるから。

――生きていることだけでも社会の中で価値があるから。

だからこそ、人殺しをしたような人に対してもすぐに刑を決めず、裁判をするのでしょう。何人も殺した人はすぐに死刑と決まっていたらある意味で簡単かもしれませんが、そうではなく「なぜ人を殺さなければならなかったか」ということをみんなで考えようとしているのだと思います。そのこと自体、人間はすごい動物だと思います。恨みや復讐の感情は、もちろん人間ですからだれでも持っているのでしょう。でも、それにブレーキをかけて立ち止まり、考えるのです。

フリードリヒ・ニーチェ（一八四四〜一九〇〇年）という哲学者は、恨みや憎しみ、復讐心のような感情を「ルサンチマン」と呼びました。人間がルサンチマンを持ち続けることもとても重要だと思います。

お子さんを亡くされたお父さんやお母さんの中には、子どもを亡くしたということを一つのバネにして、あとあとに続く同じ小児がんの子どもたちのために働いておられる方々もいらっしゃいます。それはルサンチマンをプラスの方向に転じた例で、とても重要なことだと思います。また、広島や長崎で原子爆弾によって肉親を殺された人たちが「原爆をなくそう」という平和の訴えをしていることも同様で、とても大事なことです。

ルサンチマンが、そのような形に昇華されるまでには時間がかかります。でも、人間には生まれたときから恨みや復讐の感情を昇華させる能力が備わっているので、時間をかければそれができるはずなのです。だから、だれかに対する恨みがあったとしても、その恨みを一つのきっかけにして簡単に死んだりしてはいけないのです。

私の上司が東京医科大学の客員教授をしていたとき、その方に頼まれて外来の診察へ行ったことがありました。そのとき、白血病が治った高校生がいました。私は彼のお母さんに「もう白血病が治ったのだから、ちゃんと病気の話をしておかないと、あとでなにかがあったりすると大変ですよ」と伝えたのですが、お母さんは「もうすんだことだし、言いたくない」という意向だったので、ずっと本人には言わないでいました。

ところが、親せきのお葬式で出会ったおじさんが「あんな大事な人が死んでしまって、白血病になったおまえが生き残っている」というようなことを口にしたのです。ショックを受けたその子は、生きる気力を失って北海道の岬の果てにさまよって行きました。そこで飛び降り自殺を図ったのですが、たまたま漁船に助けられて一命はとりとめました。

しかし、家族のつながりはそれで終わりになってしまいました。それでも、その子は死ななくてよかったと思います。時間がたてば、自分に病気のことを教えてくれなかった親に対する恨みや、お葬式で出会ったおじさんに対する憎しみが少しは薄れていくでしょう。

もしもそのときに死んでいたら、彼は憎しみを抱えたまま亡くなってしまうしかありません。今、彼が生きていること自体、恨みが薄れていくという明るい希望につながる可能性を秘めているのです。そういう憎しみの感情が世の中から一つ消えるということだけでも、その人が生きている意味があります。それがエネルギーになり、別のいい側面に昇華することがあるかもしれないからです。

幼くして亡くなる子どもたちは、ルサンチマンをいいエネルギーに変えて旅立ちます。病気で入院している子どもたちは、死んでいく友だちを見送りながら、そういう子どもたちからのメッセージを心の中に受け継いでいます。だからつらい入院生活を送っていても、明日に希望を持って生きているのだと思うのです。ほんとうは生きていたかったけれど、病気で早く死ななければならなかった子どもたちが周りの人に残していく思いは、残された人たちの中で大きなエネルギーとして働いているのです。

彩ちゃんのお母さんからの手紙

私が医者になって受け持った患者さんの中で最初に亡くなった彩ちゃん――「はじめに」でも紹介した彩ちゃんのことは、三十年以上たっても、ずっと心に残っています。私は、医者になりたてで未熟者でした。

「注射がへただったから、つらい思いをしただろうな」「もうちょっといい医者にかかったら、こんなことにはならなかったのに……」とご両親は思っているだろうな」という思いが心の中にずっとありました。そういう気持ちは、彩ちゃんだけでなく、今まで出会ったすべての子どもたちに対して抱いています。

私は、その後彩ちゃんのご両親はどうしているのかな、といつも思っていました。

そして、深く深くそう思った次の日、彩ちゃんのお母さんから初めての手紙がきたのです。

「先生が担当していちばん最初に亡くなった子のことをラジオで話されたのを聞いて、彩のことではないかと友だちが教えてくれました。細谷先生は元気でがんばっているんだなあとうれしく思いました。それ以来、いろいろなところでお名前を目にするにつけて、いつかはごあいさつに伺わなければならないと思っていたけれども、こんなに時間がたってしまいました。なかなか子どもが授からなかった私たち夫婦なのに、どういうわけか、あの子が亡くなってから二人子どもが生まれて、一人は看護師になり、もう一人は介護の仕事をしています」

と連絡をくれました。

私は、彩ちゃんが亡くなったときのことを思い出しました。お父さんとお母さんが駆けつけたときに、私は人工呼吸などで心肺蘇生をしていました。しかし、やがて上司の先生が「心肺蘇生をはじめて三十分もたったのだから、しかたがないよ」と言って心肺蘇生を打ち切りました。なす術もなく、私は呆然としたまま部屋の隅に立ち尽くしていたのでしょう。はっきり覚えていません。私がボーッと立っているのを見て、「彩ちゃんにどうしてあげたらよかったんだろうか……」と苦悩する気持ちが伝わって、なによりも慰められたそうです。人間が人間に心を伝える方法というのは、言葉だけではないのですね。彩ちゃんが亡くなったころは、ご両親は私のことをへたくそな医者だと恨んだことでしょう。私はずっと、ご両親から恨まれていると思っていました。彩ちゃんが亡くなったばかりのころは、当時のことを話す心の余裕がありませんでした。でも、三十数年後にそのときの話を伺うことができたわけです。

今回、お母さんが私に手紙をくれなければ、私の心のしこりは解けないまま年を取っていたはずです。私がずっと背負ってきた心のしこりでした。再びコミュニケーションを取ることができて、私は心を晴らしてもらうことができたのです。

こんなことがあると、人間はなんとしても生きていなければならないと強く思います。彩ちゃんのご両親も私も、もっと早く死んでしまっていたら、しこりは残ったままでした。でも、生きて再びお話ができたからこそ、しこりを晴らしてもらうことができたのです。私にとって、それはとても大きな喜びとなりました。

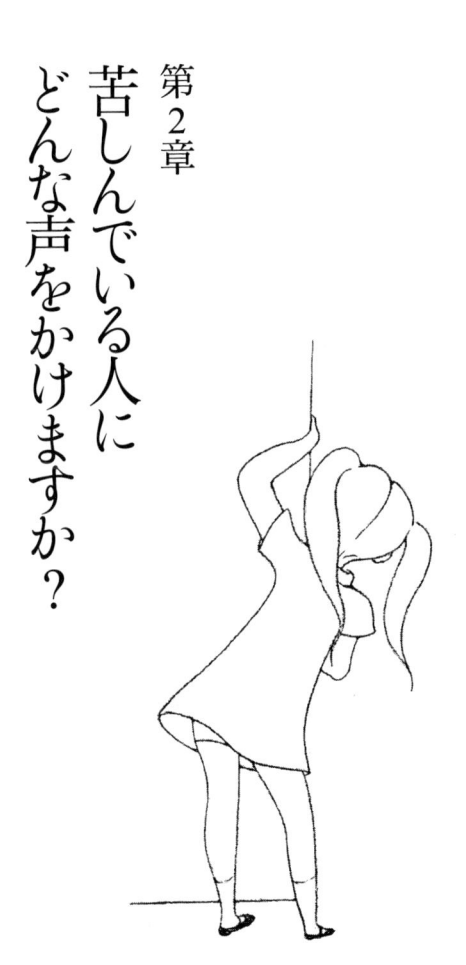

第2章

苦しんでいる人にどんな声をかけますか？

言葉がなくても気持ちは伝わる

私は小児科の医者として、病に苦しんでいる多くの子どもたちとつき合ってきました。それで感じるのですが、私たちは多分、苦しんでいる人のほんとうの気持ちは理解することはできないのかもしれません。でも、理解しようと努めることはできます。人によって共感する能力に違いがあるのは仕方がないことですが、人と共感することは、人間にとってとても大切な基礎能力になります。

ほんとうに大変な人のそばに行って、その人と同じ気持ちになることができたときに、言葉は自然に出てきます。そのときに出てくる言葉は、必ずしも深刻な言葉であるとはかぎりません。

ずっといっしょに病気と闘ってきた患者さんやそのご家族と心が一つになったとき、「今、置かれている状況を笑い飛ばしてしまおう」という言葉が自然と出てくることもあります。とてもぐあいが悪くなっている患者さんを前にして、その人も巻き込みながらご家族みんなで笑うということも、ときにはあります。それはいつもいっしょに闘っているからこそ出てくる言葉で、考えて出てくるようなものではありません。

でも、言葉を不用意に発することはとても危険です。そう思うのは、言葉の持つ特別な力を感じているからです。パワーのある言葉を相手にプレゼントすることは容易ではありません。

絶対に言ってはいけない言葉というものがあります。私はこれまでの人生の中で、一生悔いてしまうような言葉を発したことがあります。

私の妹の一人は小児麻痺にかかって、小学校に入るころまで顔面の麻痺が残っており、泣いたり笑ったりすると顔がゆがみました。もう完治していますし、妹は忘れているかもしれませんが、妹ときょうだいげんかをしたときに、つい「顔がゆがんでいる」と言ってしまったのです。言ったあとで、私は一度口をついて出てしまった言葉は飲み込むわけにいかないということをすごく強く感じました。そのときに父や母が私をしかったのかどうかは忘れてしまいましたが、でも、一度口から出た言葉は取り消しができないということを、そのとき身に染みて感じたのです。

妹が病気だったことを知っていて私が吐いた言葉です。それだから、当然言ってはいけない言葉なのです。でも、人間は無意識のうちに言ってはいけない言葉を発することもあるものです。

もう一つ「あれは言わなければよかった」とつくづく思ったのは、私が高校に入ってからのことでした。高校一年生のときに、下宿のお隣さんだった同級生が医学部を目指しているということを知って、「医学部に入るのなら、お金のかからない国立大学にしないと親不孝だよね」と、不用意に発言してしまったのです。彼がどのくらいの成績であるかを、知りませんでした。彼は最終的には国立大学の医学部に入りました。でも、学費の安い国立に入るまでに何年か浪人したのです。彼が一年浪人するたびに、私が不用意に発言したひとことがその友だちの浪人生活を長引かせているのではないかと、私の心は痛みました。

この経験から、私は自分の発する言葉が相手の一生を左右することもあるのかもしれないと強く感じたのです。そんなふうに感じることがまずは基本だと思います。そのうち、ほんとうに困っている人やつらい思いでいる人の身になって、話ができるようになってくるはずです。マニュアルを作り、そのとおりに話をすればいいというものではないと私は思っています。

そうはいっても、相手の身になって話をすることは難しいので、今はケアのマニュアルが用意されています。「こういうケースには、こういうふうに話しかけよう」とか、「がんばろう」「がんばる」「がんばれ」と言ってはいけないというようなことが書いてあります。

でも、「がんばれ」という言葉についていえば、苦しい状況の中で家族が一体化したときに、「がんばれ」という言葉しか思い浮かばない場合もあります。一概に「がんばれ」と言ってはいけないということではないのです。ただ、「がんばれ」という言葉を使い勝手のいい便利な言葉として、乱用してはいけないということは確かだと思います。

結局は、今置かれている状況から逃げずに、苦しんでいる人と共有することで言葉というものは生まれてきます。なによりも共感しようとすることがもっとも重要です。

彩ちゃんが亡くなったとき、私が部屋の隅になす術もなく立っていた姿を見たお母さんが「呆然と立っているのを見て、すごく癒された。彩への思いが伝わった」と言ってくれました。言葉で話さなくても伝わる気持ちはあるものです。

皇后様が、ストレスでお声をお出しになれなくなったことがありました。阪神淡路大震災が起こったとき、皇后様はお声が出ない状態でお見舞いに行かれました。そのとき、お見舞いを受けた被災者の方が、「励ましのお言葉をいただきました」と語っていたのを私はテレビで観ました。共感することができていれば、気持ちは言葉にしなくてもちゃんと相手には伝わるものです。不用意な言葉をかけて相手を傷つけるよりは、黙って手を握ったり、いっしょに涙を流したほうがずっといい場合もあるのではないでしょうか。

がまんできない苦しみを神様は与えない

小学校四年生のときに神経芽腫という小児がんが見つかったまみちゃんは、病院が大嫌いでした。

なんとかなだめながら、私の先輩の大学病院の先生は一年ほど入院させ治療をしました。ところががんの勢いは治まらず、痛みは日増しに強くなるのに、まみちゃんは病院をいやがります。

途方に暮れたご両親を見かねて、その先生は聖路加国際病院に送ってきました。相談を重ねて私たちはまみちゃんを家に帰すことにしました。看護師さんが一日おきに訪問することにしたのです。

家に帰ると、痛みはうそのようにとれ、まみちゃんはもとの優しい女の子に戻りました。でも、一ヵ月ほどたつと痛みがまたはじまり体もかなり弱ってきました。

ある日、まみちゃんが看護師さんの顔を正面から見据え、「ねえ、私、いつまでがんばればいいの？」と、今までになくはっきりとしたものの言い方で聞いてきました。看護師さんは思わず胸がつまり、泣きそうになりました。「あとで細谷先生に聞こうね」と答えたそうです。その日の夜中にまみちゃんのぐあいが悪いと連絡が入り、私はまみちゃんの家へ往診しました。

「まみちゃん、どれくらいがんばればいいかは、神様が決めてくれる。まみちゃんが耐えられるほどの苦しみしか神様はくれないから、心配しなくていいよ。だいじょうぶ、もうがまんできないと思ったときは、きっと楽になるからね」

まみちゃんは大きくうなずきました。それから三時間ほどで、まみちゃんの苦しみはなくなりました。

このとき私がまみちゃんにかけた言葉は、頭の中で考えて出てきた言葉ではありませんでした。私自身が普段から感じていたことが、苦しんでいるまみちゃんを目の前にしたときに自然にあふれて出てきたのだと思うのです。

私は中学生のころ、「人間の世の中ってこんなに苦しいことばかりでつまらないから、死んでしまおうかな……」と思ったことが何回かありました。どうやって死のうかと深刻に考えたわけではないのですが、なにかしら厭世観《えんせいかん》のようなものがありました。そんなときには、苦しいことがほんとうにがまんできなくなったら、きっと向こうのほうから迎えにくるだろうから、それまでは自分でどうこうすることではないと思って踏みとどまっていました。

世の中には、生まれつき病気やハンディキャップを背負った子どもたちを生み育てなければならない、お父さん、お母さんがたくさんいます。

アメリカの先天性異常を専門とする先生たちは、そんな子どもを授かったお父さんやお母さんたちを励ます言葉として、「この子をあずけてもだいじょうぶな人たちだと神様が思ったからこそ、あなたたちのところにこの子が生まれてきたんですよ」と言います。それを聞いて、私は「なるほど」と思いました。苦しくなってほんとうに大変になったときに迎えがくるだろうという私の考え方は、自然なフィーリングだと思えたのです。

私が尊敬する岩波文化人の一人に、小児科医の松田道雄先生（一九〇八〜一九九八年）という方がいらっしゃいます。松田先生が『安楽に死にたい』（岩波書店）という本の中で、「自分もこのところ歩くのが大変になって、ポストまで行っただけで息切れがする。自分の友だちが首をつって死んだということを聞いて、そういう死に方も一つの死に方だと思う」というようなことを書いておられます。その松田先生も、それから何年かしてお亡くなりになりました。きっともう限界まで生きたと思われたころに、お迎えがきたのだろうと私は思いました。

私の人生観や死生観も松田先生と通じるところがあります。

元来、死とは時期がくれば、あちらからそっとくるものだと思います。でも、戦争や事故のように、だれも限界だと思えないのに急に壊れてしまう人生もたくさんあります。それはほんとうにお気の毒なことです。

言葉が持つ重み

太古の昔から、日本人は「言霊《ことだま》」といって、言葉をとても大事にしてきました。言葉には魂が宿っているから、魂の宿る言葉を軽々しく使ってはいけないと考えてきたのです。特に負のパワーを持った言葉を、私たち日本民族は軽々しく使ってはいけません。

例えば「おまえなんか死ね」と軽はずみに言ってしまい、もしその人が死んでしまったとしたら、どうでしょう。恨みは残ります。そう言われて死んだほうもかわいそうだけれど、言ったほうもとてもかわいそうです。言葉の持つ重みを、今の子どもたちや思春期の人たちがどのくらい切実に感じているのだろうかと心配になることがあります。

最近の子どもたちは「死ね」という言葉を普段からなんともなく使う傾向にあります。「死ね」と言われた人が、ほんとうに死んでしまった例はたくさんあります。言葉を吐いた人は、一生それを背負って生きていかなければなりません。「死ね」「地獄に堕ちろ」などと絶対に言ってはいけないのです。

私は仕事柄、患者さんや患者さんのご家族に、場合によっては「もうあまり長くは生きられません」というような話をすることもあります。それを言わなければならないというのは、非常につらくて大変なことです。自分の言ったことに対して責任を背負う覚悟を持って発言しなくてはなりません。だから、言葉はとても選んで使います。ときには「先生と話しをして、ほんとうに救われました」と言っていただくこともあります。思ったことを言葉として発するときに、言葉の選び方によって、それを聞いた相手の受け取り方や傷つき方は全然違ってきます。だから、言葉は慎重に選ばなければなりません。

人間には相手の身になって考える力が備わっている

私は高野山大学に入学しました——。

知り合いの方が高野山大学に寄付講座でスピリチュアルケア学科というものを作りました。そして東京国際フォーラムで、「生と死が手をつなぐとき」という講演会を高野山フォーラムとして開きました。

その方といろいろなご縁があって話をしているうちに、「先生、お遍路《へんろ》をなさっているそうですね。空海《くうかい》についてもう少し勉強したいと思いませんか？」と聞かれました。

その方は仕事の合間に空海について勉強し、大学院を卒業なさったということでした。密教の勉強はとてもおもしろかったと言うので、「私もすごく興味があります。空海の時代に儒教と仏教と神道がみんないっしょになったというような感じがありますね。もともとの日本人の死生観《しせいかん》はそのころに出来上がったような気がします。勉強してみたい」と言いました。すると、早速「ご紹介します」と言うので、私は高野山大学のしかるべき方を紹介してくれて、その方のところにときどきお訪ねすれば、空海の話をしていただけると思っていました。

ところがしばらくして、高野山大学の修士課程の入学願書と論文の題と、それから原稿用紙が送られてきました。

その方から電話がかかってきて、「論文はあと三日で締め切りだそうですが、一日だったら待つと言っています」とおっしゃるのです。そこまで言われてここで引き下がるのも悔しいし、特別待遇を期待していたように思われるのもいやだったので、四百字詰め原稿用紙十枚ちょっとくらいの「密教と私」という論文を書きました。

高野山大学だけに、ワープロは不可でした。黒の万年筆で手書きでなくてはならず、万年筆を買いに行くことからはじめて論文を書いて送りました。でも、向こうに届いたのは締め切りを二日くらいすぎてしまったはずです。受験料もいっしょに振り込んだのですが、その後なんの音沙汰《おとさた》もありませんでした。「合格しなかったんだ。縁がなかったんだし、これ以上、自分を忙しくさせるなということだ」と思っていました。

ところがずいぶん時間がたってから、「一次はあの論文で合格です。二次の面接に高野山まできてください」と連絡がきました。仕事を休んで高野山まで行くのも大変だと思ったのですが、ここで運命的な出来事が起こります。

たまたま、無差別大量殺人があった大阪の池田小学校の道徳の授業をするように頼まれていました。その授業の時間と、高野山大学の面接の時間がぴったりと合っていたのです。

大学に、「大阪に滞在しているのですが、池田小学校で『いのちとはなにか』という話をしなければならないので、残念ですがその時間にはお伺いすることはできません」と断りを入れました。ところが大学の担当者は「夕方まで待ってあげるからどうぞ」と言ってくださいました。私は夕方になって高野山へ上がって行きました。するとご通信教育部長と学部長の両先生が待っていてくださり、一時間くらい話をしました。お二人とも「とてもおもしろかったですね」と言ってくださって、受験生だというのに車で駅まで送っていただいてしまいました。

そのとき、空海の『十住心論《じゅうじゅうしんろん》』という著作のことが話題になりました。『十住心論』によると、人間は幼児のころに、身近な人のめんどうを見てあげたいという気持ちが芽生えるそうです。ほんとうに世の中のためになりたいという気持ちは、ずっとあとになって生ずるといいます。

その書物には、人の役に立つことをするのが人間だと説かれています。空海の時代以来、幼児のときから人の役に立つことをするというのは、特に日本人の場合には常識だったわけです。

スキーで骨折をして、アキレス腱を切って入院したツカサ君と、進行性の小児がんで入院していたソヘイ君の二人がお互いに声をかけ合い、励まし合っていた姿から、たとえ五歳の子どもでも相手の身になって考えることができることを私は教えてもらいました。病院の中では、子どもたち同士で助け合う姿がときどき見られます。子どもも心にも、「この子、苦しそうだな……」という思いを持つのでしょう。

ツカサ君は足のけがのせいで、だれかに車椅子を押してもらわなければ移動することができませんでした。

現在、できなくて困っていることをだれかに手助けしてもらうと、とてもうれしいということを、自分の体のぐあいが悪くなって実感したと思うのです。それは、普通の子どもでも小学生くらいになれば感じることができることなのですが、ツカサ君は入院したことにより、強く実感することができたのだと思います。

入院経験のある子どもたちや重い病気から立ち直っていった子どもたちは、自分のぐあいが悪かったときに人からしてもらったことが身に染みてうれしくて、だれかのためになにかをしてあげたいという気持ちを強く持つようになるのです。

私は、病棟でこのように行動している子どもたちを見て、とても新鮮な驚きを感じていました。ところが、『十住心論』を読んでみると、もともと人間にはそういう気持ちがあるという事実を千二百年も前の人たちが理解していたことがわかります。そのこと自体、すごいと思いました。だから、私たち人間は自信を持って生きていいと思うのです。日本だけではありません。食べ物や水のないところで、なけなしの飲食物を分け合わなければならないような国では、今でも子どもたちがそういうことを実行して生きているのだと思います。それが人間の人間たるゆえんなのではないでしょうか。

ところが、五、六歳の子どもがそのように助け合って生きているような国でも、ある程度の年齢になり体格がよくなると、その子に銃の持ち方を教えて人殺しのしかたを教育するのです。武器を使えるようになって初めて一人前の男として扱われる国もたくさんあります。日本がそういう国でないことを誇りに思います。

私たちは銃などの武器の扱いを学ばなくてすむことを、幸せだと思って暮らさなければならないのです。

決意を持って病気と立ち向かう

銃もおとなのエゴで子どもに押しつけられるものですが、お金とものが第一という感覚もおとなが子どもに無理強いして身につけさせているように思います。そのような風潮は、とても大事な子どもたちの感覚を狂わせてしまう恐れがあります。例えばいじめとか落ち着きのなさなどに、おおいに関係しているのではないでしょうか。

若い芸人たちをいじめて視聴者におもねるという番組が、テレビではやりはじめました。お年寄りを笑いものにするギャグが流行したのも、同じころでした。

おとなの感覚から言えば、いじめられ役を仕事として暮らしていた芸人たちは昔からいました。でも、それはごくかぎられた空間の中で行われていたことでした。それをテレビの世界から外に出してしまったことは、間違いだったのではないかと私は思います。こういった傾向が、日本の文化をずいぶん変えてしまいました。

ホームレス狩りや親父狩りなどをした人は、捕まってはじめて自分たちが間違ったことをしたと感じるようです。その点、病気で苦しんでいる子どもたちは、自分で苦しみを知っていますから、相手のつらさも理解できます。そんな子どもたちを見ていると、私はほんとうに彼らを守ってあげたいという気持ちになるのです。

重い病気が治って退院していった子どもたちで、いい子に育っているのを見るとうれしくなります。

彼らは、「家族の中で自分がいちばんがまん強い性格だから、もし家族のだれかが病気にならなければいけないとしたら、自分でよかったと思う」と言います。また、自分が病気になったことを肯定的にとらえて、「病気になったからいろいろなことがわかった。病気になってかえってよかったのかもしれない」と言う子もいました。「病気はとてもつらくて不幸なことだから、すすめられることではないけれども……」と前置きをしたうえで、「自分が病気になったのは、自分にとってはよかったと思う」という発言もありました。また、「もし病気になっていなかったらグレたと思うけれども、変なことにならないで自分がちゃんとしたおとなになろうとしているのは病気のおかげだ」と言ってくれたのに、結局は亡くなってしまった子もいます。

ある意味で、病気は神様からのプレゼントという側面もあるということです。空海をはじめ、先人は自ら苦しい修行をしています。重い病気と闘った子どもたちもまた決意を持って立ち向かったわけで、苦しみに正面から向き合ったからきっとすてきな生き方ができたのでしょう。

奈良で行われた小児科学会へ参加したとき、ちょうど開催されていた「鑑真和上展《がんじんわじょうてん》」を観に行きました。唐招提寺《とうしょうだいじ》を修復しているので、鑑真和上像が一時避難のために展示されていたのです。さすが国宝だけあり、鑑真和上像は特別でした。像からでさえも特別な感じが伝わってきたくらいですから、生きていた鑑真和上はほんとうにすごい雰囲気を持つ方だったのだろうなと思います。高野山のどこかにも、空海の生きた八、九世紀の雰囲気が今なお残っていると思うのです。そういう空気に少しでも触れることができたらいいなと考えています。

高野山大学から、大学の校章がついている袈裟が送られてきました。学帽の代わりの輪袈裟《わげさ》です。教科書も山のように送られてきました。ご縁をいただいたのですから、一生懸命密教を勉強してみたいと思います。

真剣勝負の言葉は必ず伝わる

苦しんでいる人に面と向かったとき、私たちは声をかけにくいし、なんと言ったらいいのだろうと悩むことがあります。人はつらいものに触れるのがいやだし、できることなら避けたいと思うからでしょう。けれども、私はそうは言えない場所で仕事をしてきました。痛くてつらい治療をしている子どもたちからの真剣な訴えに、本気で答えていかなければなりません。

「死ぬのが恐い」、あるいは「自分は死ぬの？」などと聞かれたときにどう答えるかを、常に準備しているわけではありません。でも、「みんなが死ぬんだけど、今すぐ死ぬわけじゃないよ」とか、「だれでも死ぬのだし、いずれ細谷先生も死ぬんだよ」という言葉は自然に出てきます。こちらがほんとうにそう思って口に出した言葉は、子どもたちに通じます。でも、それは真剣勝負のときに出てくる言葉で、ありきたりな言葉は通じるものではありません。

例えばマザー・テレサのように、日常が全部困っている人のためにささげ尽くされている人は特別な人です。この平和な日本で、おいしいご飯を食べているときに思い立ってわざわざ食べるのをやめてまで、「だれかぐあいの悪い人はいないか？」と町中に探しに行ったりはしません。幸いなことに、この国ではチームの中のほかの人が治療を担当してくれているときには、私はおいしいものを食べたりお酒を飲んだりもできるのです。

マザー・テレサのように、人生のすべてを他人のためにささげ尽くす人が世の中にいることだけでも、すごいことです。マザー・テレサやマハトマ・ガンジーは、その生き方に説得力があります。でも、凡人の私は彼らのようにはできません。なにもいらないという気持ちになって、人のためだけに暮らせたらすばらしいと思いますが、でも、おいしいものを食べるのは好きですし、なかなかそう徹底するのは難しい。

そこまではできなくても仕事をしている間だけでも、自分のかかわっている人たちに対して、マザー・テレサの万分の一ほどのことはしたいと思います。そういう気の入れ方や緊張を持って接することができたときに、子どもたちに伝わる言葉が私の口から出てきてくれるのだと実感しています。心を通わせることができて子どもとつながったとき、目から目に合図を送るだけでも気持ちが伝わるものだということを、長い小児科医としての経験から感じるのです。

弱者の視点に立って

禅僧の良寛《りょうかん》さんは、言葉にとても敏感な人だったと聞いています。「この人といっしょにいるだけで、とても幸せだ」と感じられる人物だったそうです。言葉をはじめとして、自分と他人との関係のあり方を深く考えていたのではないかと思います。

冬でも近所の人たちは雪道を登って良寛さんの庵《いおり》へ行き、いっしょにお酒を飲んで帰ってきたというのですから、すごく魅力的な人だったのでしょう。人の話を聞く度量があったのだと思います。そして相手の話を聞いたうえで、自分の心から出るような言葉を静かに紡ぎ出したのではないでしょうか。

良寛さんがお嫁に行く人に、「嫁《とつ》いだらこうするんだよ」ということを書いた言葉も残っています。「人の身になるとは、こういうことなんだろうな……」と思わせるものばかりです。こんな逸話もあります。「どうしようもない甥に意見してほしい」と言われたとき、結局良寛さんはなにも言わず、わらじを結ぶ手にポトリと涙をこぼし、その涙を見た甥が自分でなにかを感じ取ったというものです。それはほんとうの話だったろうと思います。なにも言えないときには言わなくてもいいのです。

相手の人の身になって考えることをするべきだと思います。心に残る出会いがあったとき、もしそのときにすぐにはできなくても、あとになって感じることを大事にするべきだろうと考えています。

例えば映画を観るときに、映画の中のどの人物に自分のフィーリングを合わせて観るかで全然違った映画に感じられることがあります。どの人に共感するかは、本来個人差があることでしょう。社会の大半を構成している弱い人のほうにフィーリングを合わせて世の中を見るのと、権力者に視点を合わせて世の中を見るのとでは、相当に違います。私は、弱い人たちや苦境に遭っている人のほうに共感することを忘れずに暮らすのが人間として正しいあり方なのではないかと思います。

ある昭和史のテレビ番組で、砂川事件を特集していました。砂川（現・東京都立川市）の米軍跡地の滑走路の空き地に、キャスター三、四人が立ち、当時米軍基地拡張のために接収された農家の楔形《くさびがた》の土地を見ながら、そのころのニュース映像を放映していました。事件のあった昭和三十年代に六歳だった女性が出てきて、おとな同士がなぐり合ったりするのを子ども心にどう思って見ていたかという話をしていました。

この事件は、砂川の農家の方たちが自分の畑を接収しないでほしいと、老若男女みんなで国に意見をして起こりました。デモが広がるにつれて、社会全体が「砂川の人たちのために、なんとかしてあげなければならない」という風潮が起こり、運動が盛り上がりました。その後、六十年安保で日本中の大学生が立ち上がった歴史を見ていて、あのころの日本人の視点は弱い者に対して温かみがあったのだと思いました。当時は、権力者は権力者としての強さを今よりも強烈に表に出していました。今の権力者は、権力の強さを表に出さないようにできるだけ真綿でくるんで提示しています。それだけ、弱い者に対する一般の人たちの同情や共感という感情が刺激されにくくなっています。それを再確認しながら、私はテレビを観ていました。

今は弱い者が見えにくくなっています。加えて権力者とはまた違った「持てる者」という人たちが現れてきました。その「持てる者」たちは、当然のことのように持っているものをひけらかし、その人たちの行いに嫌悪を感じない若い人たちが増えています。

仕事を失って住む家もなくなり、ボランティアの人たちの世話になってホームレスの状態からなんとか立ち上がっていく人のニュースのあとに、原宿に新しい高級店ができて、ワーッと買い物に集まる人の行列の華やかな映像をテレビが流しています。二極化がどんどん激しくなっているのが今の時代です。職がなくて、食べ物もなくて、寝るところがない人がいるような状況を知っていたら、原宿に買い物に行きたい人はそっと行くというのが昔からの日本人の心情だったと思うのですが、今はこれ見よがしにそこに行くことがステータスのようになっています。不思議です。日本人同士でも、共感しにくい時代になっているという気がします。

ほんとうの豊かさとは

最期まで家にいたいと在宅で治療をしていたサトシ君が、亡くなる十日ほど前の真夜中に、突然餃子《ぎょうざ》が食べたいと言い出しました。実は私とサトシ君の学校の担任の先生が、夕食にサトシ君のお母さんの手作り餃子をごちそうになっていたのです。そのときはサトシ君は見ていただけで「先生たち、全部食べちゃっていいよ」とすすめてくれたのですが、私たちがとてもおいしそうに食べているのを見て、あとで食べたくなったようです。

中の具は残っていたのですが、あいにく皮の買い置きがなくて、お母さんは小麦粉を練って餃子の皮を作ったといいます。「うまくできなくてごめんね」と謝ったら、サトシ君は「今まで食べた餃子の中でいちばんおいしかったよ」と言ってくれたそうです。

昔の子どもたちは、おしなべてお母さんが作ったものを食べたら「おいしい」と思ったし、「とてもおいしかった」と言葉に出したものです。それがお母さんに対する思いやりとまでは言わなくても、一つの礼儀だと思っていました。

しかし、現代の家庭では、お母さんが料理を作るわけでもなく、コンビニで買ってきたお惣菜を食卓に並べたりする例が多いと聞きます。子どもたちはコンビニでの値段を知っていますから、「もっと高級なのを買ってよ」というようなことを思うかもしれません。

それほどに、現代は労力や気持ちをありがたくいただくのではなく、お金が価値観の中心になっているのです。この考え方が、アメリカが日本に輸出した最悪のものだったと思います。

私はアメリカへ留学するために英語の勉強をしなければならなかったので、日本のラジオ放送ではなく、アメリカ軍の駐留軍放送を聞いて耳のトレーニングをしていました。その放送の中には、非常に頻繁にお金の話が出てきました。お小遣いをいくらもらったとか、これだけの値段のする車を買ったとか、具体的な金額が出てきます。それまでの日本人の話の中では、「ちょっとがんばって車を買った」とは言うけれども、「何百万円の車を買った」とまでは言いませんでした。それなのに、いつの間にかこの国でも日常生活の中で、具体的なお金の話題が幅をきかせるようになり、金額で価値が判断されるという風潮が私たち日本人の文化の中にも入り込んでしまった感じがします。

豊かさが悪いというわけではありませんが、確かなのは、豊かさのために当たり前のことが見えなくなってしまったということです。さらに、豊かさとはお金の額だという誤解をみんなが受け入れてしまっているということです。でも、ほんとうの豊かさとはなにかと考えると、きれいな空気に満たされた緑の中を小鳥が飛んでいたり、小鳥の美しい声が聞こえたりする環境の中で、ゆったりとした時間を持ちながら心穏やかな暮らしを送るというような、例えばそんなことがほんとうはいちばん豊かなことなのだと思うのです。

ところが、今では豊かというとお金があることであり、お金がなければ豊かではないというのが日本人みんなの共通感覚になってしまったように見えます。それはとても悲しいことです。戦後の日本は、大きく変わってしまいました。現代社会が抱える問題も、そのあたりにおおもとがあるような気がします。

すぐそばにいる神様

私は小児科の医者として、どの子どもとも一生懸命かかわってきたつもりです。それでも思うようにはいかず、ときどきつらく、そして苦しいときがあります。そんな折、病院のチャプレンが私に救いの言葉をかけてくれることがよくあります。

お子さんを一人亡くされてからチャプレンになられた、私と同じ年の方がいました。そのチャプレンは、患者さんが亡くなったときにいつも私が泣くのを見て、「細谷先生はよく泣きますね。でも、いくら泣いても、泣いたことでつぶされることなく、翌日働くためにちゃんと焼肉を食べに行ったりして、明日に備えることができるのなら、悲しむということは全然悪いことではありませんよ。落ち込むということも、次の日のためになるのだったら、大切なことだと思います」と言ってくれました。

また、あるチャプレンは私が落ち込んでどうしようもなくなり、なにかにすがりたくなったときに、「そういうときこそ神様がすぐそばまできていて、『なんとかしてあげよう』と思ってくれているのですよ」と言ってくれました。でも、そのとき私は神様にすがることはしませんでした。「すぐそばまできてくれている」と思うだけで十分だったのです。もしあのとき神様をつかまえていたら、私は間違いなくクリスチャンになっていたと思います。

亡くなった患者さんを夜遅くに送り出したとき、どんなに短い時間でも家で寝たほうが眠れるからと思い、なんとか帰宅したことがありました。うとうとしたあと朝早く家の屋上に出たとき、空が特別に輝いて見えたことがあります。その感覚を宇宙との一体化と言うとあまりに大げさですが、でも、なんだか空海が室戸岬《むろとみさき》で坐禅を組んでいたとき、明けの明星が口の中に飛び込んできたという体験がわかるような気がしました。空が特別な色に変わっていき、宇宙空間にはだれもいなくて自分だけがいるというような感覚だったのです。「神様がすぐそばまできてくれている」というのは、このような感じなのでしょうか。

そんなとき、私は「しっかりと生きていかなければならない」と痛感します。人の言葉もとても重要ですが、人間の生きている地球上の空間が、私たちの人生にとても大きな力になることもあるのです。

医者の仕事は「同事」と「慈悲」

病院のチャプレンは、キリスト教の布教のために病院にいるわけではありません。チャプレンはときに応じて、クリスチャンとして人間のスピリチュアルペイン、すなわち魂の痛みについてどう思うかということを自分の言葉で話してくれます。

昔々の良寛さんも、周りの農民に話をするとき、きっとそれほど難しい話はしなかったと思います。

でも、現代は日本人の知的レベルが高くなったせいか、宗教家、特に仏教系の方は難しい話をしたがる傾向にあるような気がします。

「どうしても乗り越えられない人間としてのさまざまな欲望があって」とは言わず、「煩悩のせいだ」とか言うわけです。「煩悩のせいだ」と言われると、もうそれだけでわかったような気にもなるし、降参だという気にもなってしまうのが問題です。仏教は、仏教用語が壁を作っているような気もします。難しい仏教用語を、現代に生きる私たちにもわかるようにくだいて話してくれれば、仏教の真意を理解することもできるようになると思います。

その点、浄土真宗は比較的優しい言葉で語ります。浄土真宗は、人間は悪いのが当たり前、男の人が女の人を好きになるのは当たり前という前提で教えを進めます。がまんしないという思想が原点になっているから現代人にもわかりやすいのかもしれません。

でも、浄土真宗の開祖である親鸞《しんらん》にしても、そこにたどり着くまでには七転八倒の思想的な苦闘を経験しているわけです。今後、そういう人間の思想的な苦闘を追体験しようというお坊さんなどが出てきてくれれば、事の本質をつかんで私たちに示してもらえる機会が増えるのかもしれません。

私の父は、農村の開業医として、忙しく働いていましたので、子どものころにあまりつっこんだ話をしたことがありませんでした。大学生になってから、夏休みで帰省中のときなど、往診に行く父の運転手として同行することも多くなり、そんなとき、向き合ってではなく、父が助手席に乗っていろいろ話をしました。

父は「医者のいちばん大事な仕事は、患者さんを痛くないように、苦しくないようにすることだ」と話してくれました。私はそのとき、かなり本質的なことだと思って聞いていました。痛くないように、苦しくないようにするということは、病気を治してあげればいいわけです。治れば痛くなくなるし、苦しくもなくなるのですから。でも、私が小児科の医者になって最初にかかわらなければならなかった小児がんの子どもたちは、肝心の病気が治りませんでした。治らない中で、「痛くないように、苦しくないようにしてあげるにはどうしたらいいんだろう」ということが、医者になった最初からの命題でした。

仏教には、「同事《どうじ》」という言葉があります。この言葉は、相手と同じ気持ちになるという意味だそうです。相手の気持ちになってものごとを考えてみようということです。

「慈悲《じひ》」もよく使われる言葉ですが、この場合の「慈」とは相手に楽を与えることであり、「悲」とは相手の苦しみを取り去ることだそうです。ということは、医者が患者さんに向けるべき努力とは、まさに相手の気持ちになるという「同事」であり、どうすれば楽を与えて苦しみを取り去ってあげることができるのかという「慈悲」に集約されるのかなと思うのです。

技術も未熟で考えもまだ浅かった若い医者であった私でも、いろいろな患者さんや家族の人たちから思いがけないほど大事にされて、「先生がいたから、がまんすることができました」と言ってもらえたのは、やはり痛くないように、苦しくないようにしてあげるのが自分の仕事だと思っていたおかげです。

「病気を治すのが自分の仕事だ」とだけ考えて、もう治すことができない病気の子どもたちに相手の理解を得ることなしに、治す治療だけ押しつけていたら、お坊さんが死にそうな人にお経をとなえるのと同じように、自分の気持ちが抽象的にしか相手の心に響かないのです。

第3章

目に見えない大切なものに気づいていますか？

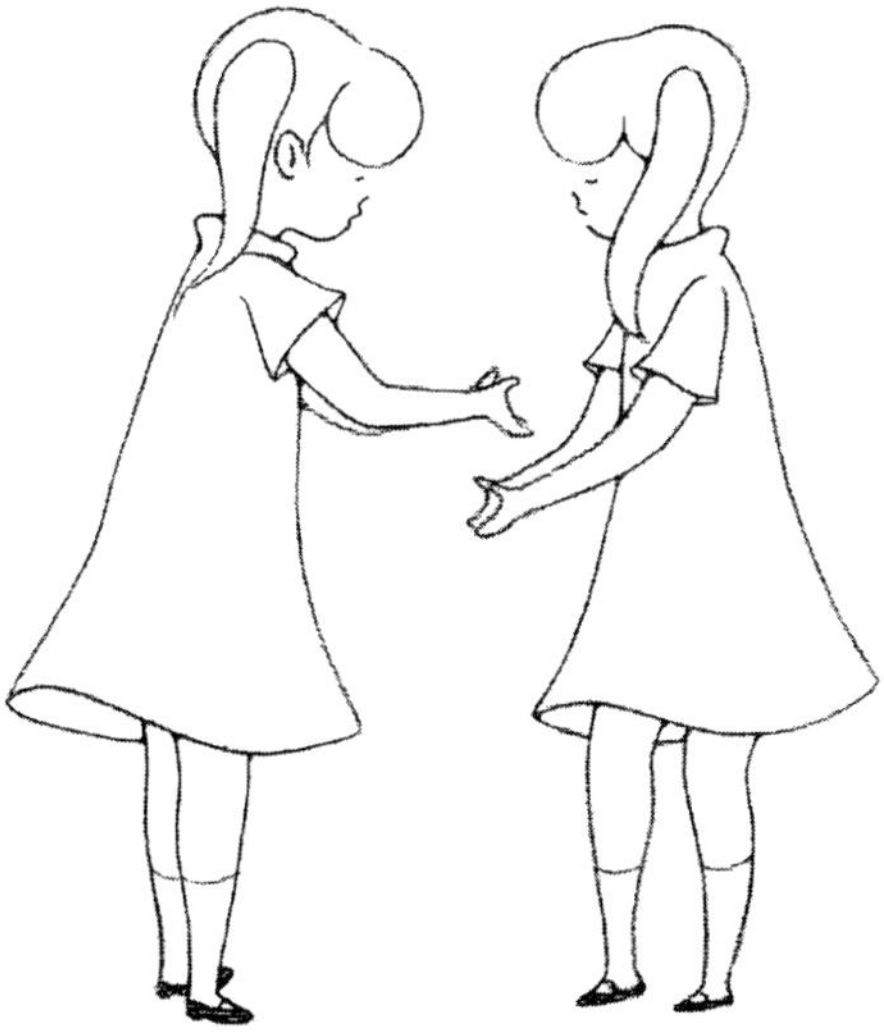

子どものときにはわからないこと

お金、成績、効率、それから医療の世界でいえばエビデンス（治療効果の検証結果）――みんな目に見えるものです。高度成長期以降、日本ではこのような目に見えるものばかりに焦点があてられています。

しかし、人間はその裏に、心、言葉、愛、優しさ、思いやり――そのような目に見えないものを同時に持ち合わせています。私たちにとってほんとうに大切なものとは、目に見えないものなのかもしれません。

でも、それは子どものときにはなかなかわからないことです。自分の子どものころのことを考えてみても、目に見えないものがいちばん大切だと言われてもピンとはきませんでした。自分が父や母から大事にされていても、当たり前だと思ったり、周りの人が自分に優しくしてくれても、こっちが優しくしてあげているのだから当然だと思ったりしたものです。それが特別に大事なことだとは気がつきませんでした。

私が子どものころは、目に見えるものがそれほど豊かではありませんでした。ほしいものがあって親に「買って」と頼んでも、なかなか買ってはもらえませんでした。そんな時代でした。目に見えないものよりも、目に見える自分がほしいものに気をとられていたのも当たり前かもしれません。だからといって、目に見えないものの存在をまったく理解できなかったかというと、そうではありません。子どもにとって、目に見える大切なものと目に見えない大切なものは区別が難しいのでしょう。だからなのでしょうか。おとなになってから、私たちは多くの大事な目に見えないものに包まれながら子ども時代を送ったなと、思うのです。

小学生のとき、私には大好きな女の子がいました。それはだれの目にも見えない〝小さな感情〟です。でも私にとってはものすごく大事なことでした。目に見えないもののほうがずっと大事だということを体で感じていたはずです。

今の子どもたちも、自覚はなくても、自分にとって大事な目に見えないものの中にいるはずです。そういう感覚をおとなになってから思い出してほしいし、また思い出しながら生きるおとなになってもらいたいと願っています。

フランスの作家であるサン・テグジュペリは、『星の王子さま』という作品の中で「人間にとって大切なものは目に見えない」という言葉をたびたび使っています。人間の愛も心も目には見えません。でも、ちゃんとそれはここにあるのです。

特別な人でなくていい

私たちの世代は、お金がなくても食べることはなんとかできていました。そのせいか、わりとお金に無頓着に育ちました。おとなになって、人のためにお金を使おうと思ったとき、初めてお金の大切さが身に染みました。

私は医者になって研修中の三年目の春に結婚しました。妻はキリスト教徒で、彼女の両親はその中でもとても厳格な無教会派のクリスチャンでした。「自立とはなにか」を厳しく教えられた妻は、私の父や母が田舎から救援物資を送ってくれるとか、生活が大変なときに少し手伝ってあげようかと言っても、断固として断っていました。田舎からの新米に大喜びする現在の彼女からは考えられません。結婚したばかりのころはそういう状態だったので、大変な生活が続きました。一汁一菜、それでもなんとか食べていければ、なにかをほしいと思うことはありませんでした。

最近は、短期に財を得ることに成功した人たちを見て、自分も大金持ちになりたいとか、お金を持っている人こそが偉いと思っている子どもが多くいるという話を聞かされました。ほんとうに嘆かわしいことです。

子どものころ、両親はわが子にみすぼらしいかっこうをさせておきたくないと思っていたようで、ズック靴がボロボロになると次のズック靴を買ってくれました。でも周りの友だちはみんなボロボロのままで履いていました。私は自分だけ新しい靴ではどうしてもいやで、わざわざ汚して新しくないように見せて履いたりしていました。私の中に、みんなと同じでいたいという気持ちが強くありました。子どもたちの合わせる標準がいちばん上ではなく、真ん中より下の時代だったのです。

小学校、中学校時代、ほとんどみんなが丸刈りでしたが、私は坊ちゃん刈りでした。父は「人間の頭に髪の毛があるのは、頭を守り、けがをしないためなんだ」と、説明してくれました。だからわざわざ短くすることはないという理由で、私は坊ちゃん刈りをさせられていたわけです。でも、周りと違う頭は気恥ずかしくて、中学生になったときに剣道部に入って丸刈りにしました。

そういう時代でしたから、ものはなくとも「足るを知る」という暮らしをしていました。ご飯が食べられて、雨露がしのげて、自分が病気になったときに父や母が心配してくれて、遊んでくれる友だちがいて、その友だちといっしょに毎日毎日学校から帰ったら魚釣りに行って、楽しい時間が過ごせることがとても貴重だと思っていました。そういうことをあとで思い返すと、それは心の中の大切な部分として、しっかりと残っています。

私たちが子どものころは、物資のない時代でしたから、誕生日にほしいものが買ってもらえるということもありませんでした。父がたまに学会で東京に行き、帰りに特別なおもちゃを買ってきてくれたりするとほんとうにうれしかったものです。友だちといっしょに遊べるようなおもちゃを買ってきてくれたときは、特にうれしかったことを覚えています。

ビー玉やメンコなどは、それはもう大事な大事な宝物でした。その大事な宝物をある場所に隠し、その場所を示す地図を作って油紙に包み、つぼの中に入れて土に埋め、宝探しをして遊びました。目に見えている宝物はビー玉ですが、そのビー玉は自分の大切なものの象徴として、なにか特別な意味があったような気がします。

私たちの時代は、今と比べたら物質的には格段に貧しかったけれども、みんなが貧しかったから全然気になりませんでした。ほんとうに貧しい人を助けようという気持ちも、今よりずっと強かったように思います。自分が特別な人になるよりも、みんなといっしょのあたりにいることのほうがずっと幸せでした。

人の悲しみを感じなくなっている社会

岸田秀さんの『ものぐさ精神分析』（青土社）が出版されたとき、私はそれを読んでとても共感を覚えました。心理学者としての岸田さんの独特の発想が、とてもおもしろいと思いました。それ以来のファンです。

最近出版された岸田さんの『「哀しみ」という感情』（新書館）というエッセイを読

んでいたら、「お遍路さんとヘンド」という文章がありました。四国生まれの岸田さんは、実際にどこかのお遍路道沿いに実家があるようです。

岸田さんが子どものころ、「遍路」と「ヘンド」はあまり区別がつかなかったそうです。その地方で、「ヘンド」とは物ごいのことを言ったそうです。昔は、遍路をしているうちに路金を使い果たし、物ごいになってしまうような人たちもたくさんいたといいます。岸田さんの集落では、結婚式やお葬式があるときに、そういうヘンドさんの親方のような人にちゃんとお知らせを出しました。すると、ヘンドさんにはヘンドさんのユニオンのようなものがあり、その代表が結婚式やお葬式が終わってみんなが引けたときに残ったごちそうをもらいにきたそうです。集落の人たちも、そういう人たちのために残す食べ物はきれいに、という習慣があったということを書いておられました。

かつてはそんなふうに、社会がみんなで暮らすことを大事にしていたように思います。ほんとうに食べられないということは、どんなに大変かというシンパシーを貧しかったからこそみんなが持っていたような気がします。

ところが、今の世の中は自己責任論が横行し、貧しい人は自分が悪いから貧しいのであり、食べられないのは自分が悪いから食べられないのだという考えが蔓延《まんえん》しています。私たちは日常生活でそういう人たちのことを考えなくなってしまいました。なにかを施すということも、かえって恥ずかしいという雰囲気に押されてしづらくなってしまいました。助け合いのシステムが社会から失われてしまったことは、とても大きなものを失ったような気がします。

余っているものがあったら困っている人にあげるということは、決して富をひけらかすことではありません。四国のこの集落のように、普通に生活している人が困っている人を助ける習慣は、とても重要だと思えます。

お坊さんたちがかつてしていた托鉢《たくはつ》とか乞食《こつじき》という行為は、ものを施すという行為をみんなにやらせることによって功徳を積ませ、お坊さんたちはその施し物で体を養うというシステムのうえに成り立っていたのです。だから、お坊さんたちは功徳の種を植える田んぼという意味で「福田《ふくでん》」とも呼ばれていました。

そういう意味から言うと、貧しい人たちは「福田」という社会的な役割を果たしているとも考えられます。したがって、ものが余っている人は功徳を積むと思ってお布施をするべきなのです。ところが、最近は、お布施など関係ない時代になってきているし、そうすることが難しくなっていることを感じて寂しさを余儀なくさせられます。

医療の進化とボランティア

先日、イギリスでホスピスケアを受けている病気の子どもたちが、日本に修学旅行にきました。そのとき、聖路加国際病院で交流会を行い、そのあとで子どものホスピスを考えるシンポジウムが聖路加看護大学で開催されました。

日本の病気の子どもたちが海外へ行くとしたら、「この子はこういう病気でこんな状態です」ということを、相手国の医者にきちんと伝えてから行きます。ところが、来日したイギリスの子どもたちに関しては、ぐあいが悪い子だという情報しかこちらには伝えられていませんでした。

要するに、病気が問題なのではなく、病気を持って本調子ではない子どもをどのように見てあげればいいかということが要求されているのです。当たり前のことがごく自然に行われているヨーロッパのシンプルさが、豊かですばらしいと思いました。

日本の場合、病気を引き受けている人間というよりも、病気がまず最初にきて、家族も医者もその病気に対してなんとかしなければならないという思いが先行します。最初に病気ありきとなり、その病気を背負っている人を見守ってあげようという温かい気持ちが二番手以降に後退します。

イギリスの子どものホスピスは、病の重い人が亡くなっていく場所ではありません。短い時間しか生きることのできない子どもたちや、その家族のためにある場所です。お互いに疲れたときに、郊外の施設に家族全員で遊びにきます。その施設がホスピスです。

病気の子どもは看護師さんと楽しくときを過ごし、家族は周りをハイキングしたりピクニックに行ったりして、夜は施設でゆっくり眠って元気を回復し、翌日その子を連れてもう一度家に帰るというような、そういうホスピスがイギリスにはたくさんあるようです。

つまり、家族全員をサポートする施設なのです。ホスピスは基本的にボランティアによって支えられています。国からも少しはお金が出ているのですが、看護師さんを支えるお金なども全部ボランティアの出資であり、看護師さんのサポートもボランティアの人がするという仕組みで出来上がっています。そのホスピスの子どもたちが聖路加国際病院へ修学旅行にきたわけです。

医療技術が進歩すると、ますます病気を治療することが重要と考えられてしまいます。確かにそれは重要です。でも、人間の力ではどうしようもないこともあります。その事実を受け入れたうえで、どうしたらいいかということを考えてあげられる人たちがいないと、病気がすべて悪という扱いになってそこから先へは進めません。

病気は人類の敵だといえば敵でしょう。けれども、必ずしもそうではない側面もあります。病気があったからこそ人間は思考したり、優しさを身につけることができたのです。

子どもだったときに自分の周りにあった目に見えないものを、おとなになってからきちんと思い出すことできるように、病気を抱える人たちの悲しみや苦しみをしっかり感じることができるような感性を残さなくてはならないと思います。医療が進めば進むほど、人間的なものが重要になるでしょう。その人間性がシステムとして表れたもの――それがボランティアなのです。

「足るを知る」ということ

私は、キリスト教は理解しやすく入りやすい宗教だと思います。マザー・テレサの祈りというものがあります。

「主よ、今日一日、貧しい人や病んでいる人々を助けるために私の手をお望みでしたら、今日、私のこの手をお使いください。主よ、今日一日、友を求める小さな人々を訪れるために私の足をお望みでしたら、今日、私のこの足をお使いください。主よ、今日一日、優しい言葉に飢えている人々と語り合うために私の声をお望みでしたら、今日、私のこの声をお使いください」。これらの祈りが、子どもたちにもわかりやすいのは心から発した祈りだからでしょう。

もう一つ、「神よ、変えられないものを受け容れる心の静けさと、変えられるものを変える勇気と、その両者を見分ける英知をお与えください」という有名なニーバーの祈りは、日常の中で大勢の人に浸透しやすいと思います。

今の社会は、なんでも自分たちのためにもっと貢献してくれなければだめだという主張が強くなり、「神さま、これで十分です」という気持ちがなくなってきています。「十分です」とみんなが言ってしまうと、ものごとの進歩がなくなるといえばそうなのかもしれません。人間のためには進歩も必要だとは思いますが、自分はもうここで十分だと満足することも大事だと思います。自分たちについては満足しながら、これでは足りないと思っている人たちのためになにかをするということが、重要なのだと思います。

みんなで「足りない、足りない」と言っていたのでは、ほんとうに足りない人がだれなのかわからなくなってしまいます。いのちにおいても、足るを知るということはある程度必要です。

五、六歳の重い病気のお子さんを見ていると、現状に不満足だという気持ちは少ないようです。それは、小学校に行ったらこんなことをするとか、あんなことをするなどという希望をずっと持ち続けているからです。その時点である程度「十分」という気持ちを、子どもたちのほうが持ちやすいようにも見えます。

病気になって死を迎えなければならなくなったときでさえ、人間という生物はじたばたせずに周囲の人たちに感謝をし、さよならをして死ぬことができるように作ってあります。

二十歳のときに、大腿筋のがんになって亡くなったしほちゃんのように「今度生まれてきたら、またお父さんのところに生まれてきてあげるからね」という言葉を残していった娘さんもいました。死とは、ある意味、最後に人間に知恵を与えてくれるのではないでしょうか。

長い間闘病生活をして、周りから上手に支えられている人は、欲が少しずつなくなっていくのかもしれません。だから、最後まで欲を言いながら亡くなる人は少なくて、静かに亡くなっていくのではないかと思います。

幸いなことに私も、死ぬことをそんなに恐くはありません。それは亡くなったら

「全部おしまい」というわけではないと思っているからです。子どもが亡くなる場合、お父さんやお母さん、それからケアをしてくれた看護師さんなどに、なんらかのメッセージを残していきます。そして、そのメッセージは残された人の中に生き続けます。だから、私は死んだらおしまいとは思わないのです。

その子はいなくなるかもしれないけれども、でも、その生命が生きていたという事実はとても大事なことです。神様から「生まれていいよ」というオーケーの免許証をもらって生まれてきた人が、たとえそれが二年でも三ヵ月でも、その周りの人と暮らしたという事実こそが重要なのです。

私の母の妹も、昭和のはじめごろに、ジフテリアで亡くなっています。大昔のことですが、母は「もし妹が生きていたら……」と、ずっと思っていました。私にもその存在が伝わっています。

ひょっとしたら、母の話がきっかけで、私は小さい子が死ぬことの大変さを感じ、小児科医になったのかもしれません。短い期間でも、この世に存在することが周囲に大きな影響を及ぼすのです。

突然切れるいのち

高木慶子さんというシスターは、阪神淡路大震災のトラウマを抱えた子どもたちの救援活動をなさっています。今は、聖トマス大学・日本グリーフケア研究所所長もされています。以前、聖路加国際病院で、シスターに子どもを亡くした人たちのためにお話をしていただいたことがありました。その高木シスターから、「『愛する人を亡くすこと』というテーマの集中講義をやっているから、ぜひきて話をしてください」という連絡をいただいて、私は尼崎へ行きました。

シスターは私に詳しい話をしなかったのですが、行ってみたら、それはＪＲ福知山線の事故の罪滅ぼしに、ＪＲ西日本が開催した寄付講座でした。事故を起こしたがわも、ご遺族もみんな集めてそういう話を集中的に聞こうという講座だったのです。

三百人か四百人くらい入る大きな講堂が二つあって、その一つで話をし、もう一方にはビデオ中継が行われていました。講演に先立って、シスターが「聴衆の中で、ちゃんとネクタイを締めてきちんとした服装をしてきている人はＪＲ関係の加害者がわの人、普段着できている人は被害者のご遺族だと思ってください」と説明をしてくれました。

話をしているうちに、事前の説明がなくても、私にはどの人が子どもや大事な人を亡くした人で、どの人がＪＲ関係の人かということが自然にわかりました。特に私たちは、話をしながら相手がどう考えているか、相手はどのくらいこの話を受け入れているかなど、そういうフィードバックを受けながら説明をすることを日常の仕事にしています。ですから、聴衆がたくさんいてもそれぞれの反応をだいたいは感じることができるのです。特に私は、人がどんなオーラを発しているかを感じ取りやすいタイプなのです。

その会場では、ほんとうに真っ赤なオーラというか、怒りがその人を包んでいるように見える人と、比較的ブルーで冷たい感じの人とがはっきり分かれて見えました。

講義をしたあと、元気だったいのちが突然プツンとなくなるというのはどういうことだろうと考えました。病気の子のぐあいが少しずつ悪くなって亡くなっていくのをサポートするのが、私の仕事です。でも、そこにはまだ救いがあります。

中に、突然死で運ばれてくる子どもたちもいます。

「細谷先生が赤ちゃん健診でフォローしている赤ちゃんが、今朝四時くらいに冷たくなって運ばれてきました。虐待の感じは全然ありませんでしたから、突然死だと思います。急死ですから、監察医務院にも連絡をして、警察にもきてもらって、ご家族には警察でお話をしてもらうようにしてお帰ししました」と、ある朝、私が病院へきてすぐに当直の若い小児科医から話がありました。数週間前に私が三ヵ月健診の診察をした赤ちゃんでした。私はその赤ちゃんのカルテを見ましたが、やはり赤ちゃん健診のときにはなんの異常も認められない健康体でした。ご両親にとっては初めてのお子さんでした。

このご両親のような状況で、突然赤ちゃんを亡くされるのはほんとうにお気の毒です。しかも初めてのお子さんです。私はそれから三、四日たったころ、電話をしました。「大変だったですね。もし突然死症候群ということについてお話を聞きたいとか、亡くなったお子さんについて話をしたいとか、今後お父さんとお母さんが次の赤ちゃんについて悩んだときに、どうすればいいかというようなことについてお話をしたくなったら、気が向いたときに電話をくださいね」とお話ししました。すると二週間くらいして電話があり、「ご両親が病院へいらしたのです。自分たちの苦しい思いをちょっとでも私のような者に話された人と、そうでない人とでは、やはり気持ちの持ち方が全然違ってくるのです。

福知山線の事故に関係のある人たちも、大切な人を亡くされたあとに、同じような悲しみを持っている人たちと共感し合いながら話を聞くのは貴重な体験であり、また大きな意味があると感じました。

動物たちとの絆

私の家では、ずっと犬を飼っていました。初代はビーグル犬でした。いちばん下の子が生まれる少し前くらいに、上の子どもたちが飼いたいというのでもらってきたのです。ルーシーという名のその犬はあまり利口ではなかったのですが、愛らしい顔立ちをしていたので、みんなからかわいがられました。散歩などをしていると、周りの人たちからよく「かわいい」と言われたものです。

その初代が死んでナディアを飼いましたが、この犬も十四歳くらいで死にました。死んだ日には、結婚している息子たちも奥さん連れでうちにきて、みんなで「死んじゃったね」と言って寂しがりました。

二番目の息子が「庭に埋める」と言い、スコップを持ってきてくれました。ところが、その晩は雨が降っていて、外がいつもに増して暗かったものですから、獣医をやっている娘が「こんな中で埋めるのはかわいそうよ」と言い出しました。「どうしようか」と相談し、彼女がインターネットでペットの火葬屋さんを調べて、翌日きてもらうことにしました。

そのとき、「私は忙しいからつき合えないよ」と言ったのですが、火葬屋さんは電話で、「ご主人様がお帰りになるくらいの時間に、終わっているようにいたしますから。近くに駐車場はございますか？」と尋ねてきました。近所には駒沢公園の駐車場があります。結局、翌日の夜、そこで犬を茶毘《だび》に付《ふ》すことになりました。

駐車場に、焼き芋屋さんの車を上等にしたようなのがきて、それで犬を火葬にするのです。焼き加減を見ながら、骨がボロボロにならないように調節するのが難しいということでした。もちろん、煙も匂いも出ません。

仕事から帰ったころ、火葬は完了しました。すると火葬屋さんは「では、お骨上げをしていただきます」と言って、車のうしろについている台で、人間の場合と同じようにお骨上げの儀式を行いました。

「ほんとうにご苦労様でした」と言って志を差し上げました。名刺をいただいて、少し話をしていると、獣医さんということがわかりました。「今日はこういう仕事をしにきているけれども、自分は、犬を亡くしたり猫を亡くしたりした人がペットロス症候群になったとき、そういう人たちをフォローアップするNPO活動をしています。もしなにかあったら、ここに電話してください」と言って連絡先のカードももらいました。獣医さんがペットの健康にかかわるだけではなく、その飼主に対してもきめ細かい配慮をしているのです。すごいことだと思いました。

聖路加国際病院では、病棟に犬がきています。介護犬や癒しの犬たちです。そんな関係で、私はそれらの犬たちについて獣医さんの学会でお話をさせてもらったことがあります。私が話す前に、記念講演をしていた獣医さんがいらっしゃいました。その方とお話しをしていたら、「犬がけがをしたり病気になって動けなくなったとき、私たち獣医がすべきことは、犬と飼い主の絆が変わることのないように犬を扱ってあげることです。それが私たちの治し方です」と言うのです。

その話から私は、獣医さんというのは、ペットにかかわりながらペットを飼っている人をケアするという仕事をしているんだということを理解しました。人間という存在は、いろいろな仕事をしている人たちによって、多方面から支えられているんだなということを実感しました。そして、人でもペットでも、愛するものを亡くすということは、その悲しみにおいては、同じなのだと思いました。

雨の日には雨の中を

私は二〇〇三年から、さよならした子どもたちの名簿をリュックに入れて、「歩き遍路」をしています。大学に入るとき、印度哲学をやってお坊さんになろうかなと考えたこともあるくらいなので、以前からずっとこのようなことをしたいと思っていました。

その年以来、すっかりはまり今年もお遍路に行ってきました。五月一日の夜に東京をたち、八日に帰ってきました。ほぼ丸一週間歩きました。

今回は、石鎚山《いしづちやま》という二千メートル級の山に登るつもりでした。すると、登山好きのいちばん下の息子が「山登りをするのならいっしょに行きたい」と言うので、連れて行くことにしました。「このあとのお遍路にもいっしょについておいで」と言ったのですが、石鎚山登山が終わり、その後平地を歩く段になると「帰る」と、途中で帰ってしまいました。息子はカトリック信者なのですが、「朝から晩まで、なにもないところをひたすら歩くのは、まるでお坊さんの修行だ」と、当たり前のことを言っていました。

私にとっては、歩き続けることで日常の細切れにされた時間が修復されていくという感じがして、お遍路の日々は貴重な時間なのです。時間が一つながりになっていくという気がするのです。

時間とは、目に見えないものです。自分が今まで生きてきた時間は、生まれたときからずっとつながっていて、今後もずっとつながっていくのが当たり前だと思っています。ところが、人は忙しくなってくると、五分、十分という単位でものごとが進み、細切れにされた時間を生きるようになります。あまりに細切れにされてしまうと、ときどき時間のつながっている感覚が感じられなくなることがあります。私は日曜日も働いているので、一つのつながっている時間として一日を把握するということがますますできなくなってきています。

でも、お遍路をしているときは、朝から歩きはじめます。朝から夕方までだれとも話をしなかったり、お辞儀をするくらいで、ほかのことはなにもしないでひたすら歩くという時間を過ごします。すると、次第に日常の細切れにされた時間がつながっていき、一つながりになっていきます。そして、そのように流れる時間がとても大切なものだということを身に染みて感じるのです。

今回歩いているときに雨が降ってきたのですが、雨の中を歩くのもとても心地よいものです。ずいぶん昔のことですが、ノートルダム清心学園理事長の渡辺和子さんに、子どもを亡くした親たち向きに「雨の日には雨の中を」という講演をしていただいたことを思い出しました。

渡辺和子さんは、二・二六事件（一九三六年）で殺された渡辺錠太郎教育総監の娘さんです。九歳のときに二・二六事件があり、お父さんといっしょに寝ていた寝室に青年将校が入ってきたといいます。物音に気づいたお父さんから「タンスのうしろに隠れていなさい」と言われてタンスの陰で震えているうちに、お父さんが撃たれて血だらけになり亡くなったというものすごい経験をされています。

渡辺和子さんは、軍人の家族だということで戦後大変な苦労をしながら上智大学に勤めていらして、シスターになられたそうです。その渡辺さんが「雨が降ったときには雨の中を歩かなければならないし、そういうことを楽しもう」と話されました。「自分の親が殺されたことはとても大変なことだけれど、今考えてみると、親が殺されたから現在の自分があると思う」とお話しをされました。それを聞いて、私は目の前の現実から逃げず、肯定的に受け止めて生きる渡辺さんの強い姿勢を感じました。

私は、雨の中を遍路するときはいつもシスター渡辺の「雨の日には雨の中を」を思い出します。大変な思いをされた方が、その人の思いをありのままに話してくれた。その話の中の一つのフレーズは、お祈りと同じです。人生の先輩がそういうフレーズを残してくれることが、あとを生きる私たちの時間を豊かにしてくれます。

ゴッホがひまわりを描いたり、ゴーギャンがタヒチを描いたりしています。あとの時代の人は、ゴッホの絵を見て、ほんとうのひまわりを見ると、今までのひまわりとは違った印象を受けます。タヒチへ行き、タヒチの女性が花柄の腰布をしている姿を見てすごく感激するのは、アーティストがアートに残したことによって、実物からアートを感じ取るからでしょう。私は、人生もそういうものだと思うのです。

夏目漱石（一八六七〜一九一六年）の『職業と道楽』という本を読みました。そこには、職業と道楽がごく近くにあるアーティストや研究者、大学教授などのような仕事に就いている人のことが書いてありました。自分の仕事が専門に片寄りすぎたような人の場合には、できるだけ人の気持ちに思いを寄せるべきだとも漱石は言っています。

渡辺和子さんのように生きた人が、「雨の日には雨の中を」と言ってくれると、私は雨の中を歩くことがとても楽しくなってきます。大変な思いをして生きてきた人の話や、太宰治のように特に鋭い感性を持って生きた人の作品は、絶対に読まなければならないと思いました。

お遍路道を歩いて

私は、何冊かの絵本を作っています。私の作った絵本は、フレーズが短いのが特徴です。それは読者の感性に訴えたいと思うからです。生きている人も亡くなった人も、みんな同じ空間で漂っている感覚が重要だと思い、子どもたちにそういうことを感じてほしいと願って作った『ぼくのいのち』（岩崎書店）という絵本もあります。それから、亡くなったお兄ちゃんと、ある時間をいっしょに生きたことの大切さを知ってほしくて作った絵本『おにいちゃんがいてよかった』（岩崎書店）もあります。絵本は私のお祈りみたいなものです。

お遍路も、ある意味では体でリズムを刻むお祈りだと思っています。だからでしょうか、歩いてきたあとは寛容になります。粗食に耐えつつお遍路を終えて家に帰ってきたとき、妻が「夕食はこんなものしかないわ」と言っても、「ああ、おいしそうだね」と言って受け入れる余裕ができます。私がそう言うのを見て、息子が「やっぱり修行をしてくると違うな」と話していました。

もし職場からイライラして帰った晩なら、「一生懸命に働いてくたくたで帰ってきたんだから、ちゃんといちばん好きなものを作って待っていろよ」というようなことを言いたくなりがちですが、そういう気持ちがなくなるのです。お遍路の一週間は、毎日三十キロ、四十キロを歩きます。そして東京に帰ってくると、「いただけるものはなんでもありがたい」という心持ちになるのです。

さらに、ホームレスの生活を余儀なくされている人々の気持ちが少しわかるようになります。お遍路の道中で野宿をすることがときどきあります。目的地にたどり着けなかったり、決められた時間の中で「あそこまで行こう」と思ったあたりまで行っても、近くに宿がないこともあるのです。日が暮れてしまったとしても、今の時代では、よその家に「泊めてください」と言ってお願いするわけにもいきません。ですから、そういうときはなんとか場所を探して野宿をします。

菅笠《すげがさ》をかぶってお遍路さんのかっこうをして歩いているので、道端で寝ていても、人は「ああ、お遍路さんが野宿している」と思うだけで怪しまれませんから、そういう点では安心です。

野宿の体験を重ねると、自分の寝床の暖かさをとてもありがたく感じるようになります。街でホームレスの人を見ても、こんなところで寝ていて、寒いだろうなとか、恐いだろうなと心の底から思うことができるようになりました。

私は毎週、日曜日の朝いちばんの新幹線で山形に行きます。実家の病院の仕事を手伝うためです。六時十二分の新幹線に乗るために、六時前くらいに東京駅の八重洲口を通ります。すると、八重洲口の前にはダンボールで寝ている人がけっこういます。恐いだろうなと思います。野宿すると、野犬も恐いですが、人はもっと恐いですものね。

お遍路で野宿をするときは、できるだけ安全にゆっくり眠れるように、扉のついたバスの停留所やシンバリ棒がかけられるような小屋を探してそこで寝ます。それでも、まったく人気のないところで寝るのは非常に心細いものです。往来の脇も恐い。だから、ホームレスの人がどれほどつらい思いをしているかということを、お遍路をしてからある程度、理解できるようになった気がしています。

もっと外に出よう！

私が子どものころ、山形などではイナゴは重要なタンパク源でした。佃煮《つくだに》にして食べるのです。東京からきた親せきの子が見て、「なに、これ？　昆虫？」と言いました。「虫」だったらまだ自然っぽく聞こえるかもしれませんが、「昆虫」と言われると、標本でも食べているような気になってしまいます。しかし、今はイナゴの佃煮を見て「昆虫」というような感覚が少しずつ一般的になっているのでしょう。

息子といっしょに、四国を歩いていたときのことです。ちょうど麦畑が金色になり、とてもきれいな光景が広がっていました。

そのとき、息子は麦畑が黄色くなっているのを初めて見たというのです。「へー、これが麦なんだね」と感心していました。

そこで、「麦には二種類あり、一つは大麦で、大麦は毛が長くてこういう特徴があるんだよ」と説明しました。しばらく歩いていくと、今度は小麦がありました。「小麦は毛がなくて、むいて口の中に入れてくちゃくちゃしていると、グルテンが出てきてガムみたいになるんだ」と教えました。彼はすごく感心してくれました。理科で習ったりはしていても、実際に自然を見ていないわけです。ほんとうはもっともっと外に出て、自然の中での生活を子どもたちに体験してもらわなければいけないのでしょう。

そのあと息子は「この間、先輩の理科の先生が水栽培で、お米の苗を育てているのでよく見たら、お米の苗のいちばん下にお米があったんだ。お米というのは、米から育つのが新鮮な驚きだった」と言うのです。今の若い人の、実体験不足を感じました。

私が子どものころは、ご飯を一粒でも残すと、「そのお米から何百粒のお米ができると思っているんだ！」としかられたものです。しかし、思えば私も、息子にそういうふうに注意したことはありません。親としてまずかったな……と反省しました。

考えてみれば、自然に触れることもなく育った子どもたちが親になっていくわけです。継承すべきことはしっかりと継承しなければならないとつくづく感じました。

私たちはできるだけ自然を残す努力をしていかなければならないし、私たちより先の時代から生きていたおじいさんやおばあさんの世代は、自然と暮らしについて語り継いでいってほしいと思います。

また、小さな子を外に連れ出して自然の風を体感させたり、「お日様の暖かさがとても気持ちいい」と思ってもらうことはとても重要です。

そして、なぜ風が吹くんだろうと考えたり、ひょっとしたら、風というのは地球の呼吸かもしれない、いのちの表現なのかもしれないなど詩的な感覚を持たせることができたらすばらしい。そういった感覚が持てなくなったら、人間はすごくつまらない存在になってしまいます。

都会では、ほんとうの暗闇は消えてしまい、二十四時間明るい場所が多くなりました。お遍路の野宿では、ほんとうの暗闇を体験します。私が子どものころは、暗闇はどこにでもありました。暗闇ですごく恐い気持ちになったり、それが自然への畏れにつながっていくような体験はとても大事なのではないかと思います。

子どものころは、お手洗いに行くのにも暗いところを通らなければならず、とても恐い思いをしました。闇の中に、なにか人間の力を超えたものがあることを、小さいときには感じるものです。そんな中を、蛍が飛んでくれたりするのはとてもありがたいことでした。

けれど、今は子どもたちにとって、そんな体験もほとんど無理なことになってしまいました。私たちは、とても大切なものを失っていると思います。昼の明るさと夜の闇との差がなくなって、その差が感じられないのはほんとうにもったいないことです。

私は、俳句の仲間と京都を歩いたとき、黒谷《くろだに》を案内していただきました。ちょうど夕方で、こういう時間が逢魔《おうま》ヶ《が》刻《とき》、つまり魔物がそろそろ歩きはじめる時間だと感じられました。夜が暗くて恐いという感覚を持っているからこそ、夕方にそういうロマンティックな感情が生まれて、日本語がとても豊かな表現力を持ちます。こういう日本語が消えていくのも、とても寂しいことです。

子どもたちや若い人には、できるだけ私たちの前を生きてきた人たちが自然をどんなふうに感じていたかということを体験してほしいし、それができなかったらたくさん本を読んで知ってほしいと思います。でも、まずは子どもたちを外へ連れ出すことが大事です。

先人の生き方に学ぶ

作家の高史明《コ・サミョン》さんと対談をしたとき、私は「亡くなった人たちが、こちらがわに送ってくれるメッセージというのは確かにある。そのメッセージは目には見えないけれど、心で、魂で感じることができると思います。しかし、子どもたちにはなかなか難しい。そういう感性を育てるためには、自我ができあがる十二、三歳のころに『偉人伝』を読んでもらったらいい」という発言をしました。

昔は小学校一、二年生向け、または三、四年生向け、あるいは五、六年生向けというように、成長段階ごとに分けられた『伝記シリーズ』があり、それを読むと、「こんな人がいたんだ」ということが子どもに心にとても響き、さまざまな影響を受けたものです。

　赤十字の基礎を作ったアンリ・デュナン（一八二八〜一九一〇年）のような博愛精神に満ちた人もいたし、南極を探険したロアール・アムンセン（一八七二〜一九二八年）のような冒険家もいました。また、有名な発明家や医者などの伝記を読んでその生き方に感心し、自分もそんなふうに生きたいと思ったりしました。偉大な人々の人生をたくさん知るということは、とても大切なことだと思います。

　ジョージ・ワシントン（一七三二〜一七九九年）の伝記には、ワシントンのお父さんが出てきます。でも、お母さんは出てきません。私はおとなになってから、「ワシントンのお母さんはどんな人なんだろう」とも思いました。

　今新しくワシントンの伝記を作るとしたら、ワシントンがとても困っていたときに、お母さんが「お父さんは日ごろは恐いけれど、ちゃんと正直に話したら理不尽な罰を与えたりする人ではありません」と言ってくれたので、ワシントンがお父さんに真実を言ったという展開になるかもしれません。でも、子ども向けの伝記ではワシントンが自分で考えたことになっています。この話は、困ったときにはどうしたらいいかという知恵を授けてくれます。

トーマス・エジソン（一八四七〜一九三一年）の伝記の中に、エジソンが親からたたかれて耳が聞こえなくなったと書いてあるのを読んで、私は耳をたたいてはいけないということを偉人伝で強く印象づけられました。

二宮金次郎（一七八七〜一八五六年）の伝記を読んだときは、金次郎が働きながら本を読んだり勉強したのはなぜだったのだろうと考えました。伝記をあとでもう一度読み返してみると、おじさんがとてもひどい人で、金次郎に油を使ってはいけないと言い渡したので、金次郎は自分で菜種を育てて菜種油を作ったそうです。ところが、おじさんはその菜種を作った土地も自分の土地だと言って菜種油を取り上げます。世の中には、意地悪な人もいるものです。だから金次郎はだれもいないところで勉強しなければならなかった。それで、薪を背負って歩きながら勉強をしたのです。けれどもこの話は、勉強をしようと思ったら、やる気さえあればどこでもできるということを私に教えてくれました。

子どものときに聞いた話は、心に豊かに残ります。だから、小さいときにそういう話をたくさん聞いたり読んだりすることは、とても大切です。しかも、子ども時代というのはいちばん感受性が豊かで、聞いたり読んだりした話を自分のことのように受け取り、ずっとあとまで心の中に残しておける黄金の時間です。

それなのに、起きている時間の三分の一とか半分くらいをテレビとゲームで費やしてしまうのは、ほんとうにもったいないことです。読書は自分なりに想像をふくらませることができますが、テレビやゲームはなにも考えなくてもあとからあとから直接出てきますから、想像力を育くみません。そして、くだらない画像であればあるほど、受け手のイマジネーションを弾き返してしまいます。

同じ映像でも、例えば黒澤や横溝の映画なら、ワンシーンを観ただけで「このうしろがわに、だれかいるんだろう」と思わせたり、「お日様が山の端に隠れようとしているころだ」と想像させたりするようなカッティングをしています。そのワンシーンのカットのすばらしさは、ゲームの映像では決して味わえないものです。どうせなら、子どもたちにはそういう名画の映像を観せてあげたいものです。

私が『偉人伝』を読むべきだと言うのは、先人の生き方には子どもたちが学ぶべき英知や感動がたくさん含まれているし、考えるべき材料が山と積まっていると思うからです。

例えばアルフレッド・ノーベル（一八三三～一八九六年）にしても、ノーベル賞を設立する背後に、ダイナマイトを発明してたくさんの人を殺してしまったという罪の意識があることをどのくらいの子どもたちが知っているでしょうか。そんな事実を知っていくと、「それにしても、ノーベルは人が死ぬということを想像もしないでダイナマイトを作ってしまったのだろうか」というところに考えが及んだりします。そこまでたどり着ければそれはすばらしいことです。小さいころにできるだけ前に生きた人が言っていることを聞いたり、そういう人の話を読んだりするのはとても大事なことなのです。

偉人にかぎらず、自分より先にいなくなってしまった人たちが残してくれたメッセージというのは、その人たちから、いまだにたくさん送られてきていると思います。そのメッセージを受け取ることができないとしたら、それは非常に残念なことです。

受け取る力が足りないばかりに、私たちはせっかくの貴重で豊かなメッセージを数多く見逃しているのかもしれません。そんな力をつけるためにも、読書は極めて重要だと思います。

私は、この年でまだ現役で医師をしています。もうそろそろあとの人たちに主役を明け渡していかなければならないので、この二年くらいはできるだけ引っ込もうと思い、外来と赤ちゃん健診を中心に仕事を組んでいます。

でも、それまでは、いちばん先頭に立って小児がんの子どもの治療に取り組み、直接患者さんのお父さんとお母さん話をしたり、子どもたちに話をしたりしていました。

苦く難しい状況の中で、なんとかつぶれないで生きてくることができました。そのエネルギーのもとは、亡くなっていった子どもたちが、亡くなってからも私に語りかけてくれるさまざまなことが私の心を揺らし、そこから力をもらって生かされてきたような気がします。

小さな子どもが亡くなっていくことがいちばんかわいそうだと思って、私が小児科の医者になった当初は、子どもたちのことだけを考えて仕事をしてきました。そうやって仕事をしているうちに、私も次第に年を取ってきます。そして、いつの間にか子どもを診察に連れてくるお父さんやお母さんが少しずつ私よりも若くなってきて、私はそのご両親も含めて大事に思ってあげることができるようになりました。さらに、私がおじいさんの年になってくると、おじいさんやおばあさんのことがわかるようになります。

そうしてすべての年代を包み込めるようになってきた今では、直接子どもから受け取るエネルギーが少しずつ減ってきているのを感じるときがあります。子どもたちからの直接のエネルギーは、私のあとを継いでくれる人たちが受け取ってくれればいいと思っていますし、しっかり受け取って仕事に生かし切れる人が受け取らないともったいないのです。

そろそろ私も、整理の時期に入ってきています。整理という概念には、ある意味では継承ということも含んでいます。いろいろなことを世の中の人にも言わなければならないと思いますし、そういうことを頭に入れて行動しなければならなくなってきていると感じています。

死を忘れない

子どもたちにいのちの大切さを感じてもらったり、あるいは死を受け入れてもらうために、私は絵本の読み聞かせをします。特別な子どもたちに読み聞かせる絵本としては、『わすれられない　おくりもの』とか『だいじょぶだよ、ぞうさん』（作／ローレンス・ブルギニョン、絵／ヴァレリー・ダール、訳／柳田邦男、文渓堂）などを選びます。

『わすれられない　おくりもの』という作品を読んであげて、お話の中に込められているさまざまなメッセージは、話を聞いた子どもによって違った受け取られ方をするということがわかりました。

前にもお話した、この本を初めて読んであげた良太君のお姉ちゃんとお兄ちゃんは、「良太君は死ぬときに苦しくない」「今は動かない良太君の手足が、天国に行くまでに動くようになる」というメッセージを受け取りました。

次に読んであげた子は、死のうとしているお姉ちゃんが今トンネルの中を走っているというイメージを大切にとらえて、「今、お姉ちゃんはトンネルの真ん中くらいまで行ったのだろうか」と言いました。そのとき感じたことを、家に帰ってからお母さんに話したそうです。そしてお姉ちゃんのお葬式のときには、「お姉ちゃんはトンネルの向こうがわに行ってしまったんだね」と言ったそうです。

絵本を作った人の思いは、いろいろな形に姿を変えて子どもたちに伝わります。だからこそ、私は絵本を作るときは、生半可な気持ちで作るべきではないと思っています。

いのちに関する絵本は、作った人の祈りが読者に伝わるものです。それを私が子どもたちのために読むということは、本を選ぶという作業からはじまって、次に私の思いがさらにそこに乗せられます。

日本語はほんとうにすごい言語だと思います。例えば私が山形弁で、「息子さんはなんのお仕事をしていらっしゃるのですか？」と外来にきているおばあちゃんに聞いたとします。それに答えるときに、単にひとこと「大工」と言うだけなのに、語尾の上げ下げで、そのニュアンスが変わってくるのです。普通より少し、語尾を上げるとちょっとへりくだりのニュアンスが出てきます。そのようなほんのわずかな語尾の上がり下がりの中にも、方言にはその土地で培われた意思の伝え方、思いの伝え方が存在するのです。そういう微妙なことが、共通語の中にもかすかには残っていますが、でも全体的には失われがちです。

絵本を読んであげるときには、自分の思いを言葉で伝えるわけですから、読み手がどこが大事だと思って読むかということがとても重要だと思います。同時に、読んでもらうほうもそれを聞いて、自分の感覚で話を受け取るのです。

例えば新米の噺家が古典落語を教えてもらうときなども、教えられる人がどの部分をおもしろいと感じるのかを感じながら聞かないと覚えられないものでしょうし、教えるほうも自分でおもしろいと感じるポイントを強調して教えなければ伝わらないと思います。

日常の中で、話し手がとてもおもしろいことを言っているなと感じることはたくさんあります。聞くほうが聞く耳を持っていれば、それがわかるのです。本にしてもそれは同じです。読む本の中にもおもしろい言葉が散りばめられていますし、読者にはそれを読み取る力が要求されるのです。

めずらしく午前の時間が空いている日曜日に朝早く起きて、近くの駒沢公園へ散歩に行きました。雨の中をポンチョを着て出かけました。いつも公園の端っこにいる焼き芋屋さんが、火を焚いていました。犬を連れたおじさんが、その焼き芋屋さんに、「雨が降ってきて大変だね」と言うと、焼き芋屋のおじさんは「どうしようもないな。もう少し降ってきたらもう焼き芋じゃなくてふかし芋になってしまうよ」と言いました。声をかけたおじさんは、「いやあ、雨だけはどうしようもないからね。どうもしてあげられないよ。ごめんね」などと言ってすれ違ったのですが、私はその脇をとおりながら、焼き芋屋のおじさんは「雨が降ってきたら焼き芋がふかし芋になる」ということを日常生活の中で実感しているのだろうなと思って、とてもおもしろいなと感心しました。

日常の中で、人々が生き生きと暮らしていることを感じるのはとても重要です。感受性はエネルギーを生み出します。生きていく中でなにがいちばん大切かということを感じている人のそばで暮らしながら、それを感じ取ることは、生きる原動力になると思うのです。いのちが短い子どもたちや、重い病気で大変な思いをしている子どもたちは、世の中でなにがいちばん大事かということをとてもわかりやすくプレゼンテーションしてくれます。そういう人のそばにいて私は、すごくありがたいことだと思うし、そのおかげで今まで仕事ができて、多くのことを学ぶことができました。

空海は、死ぬことに向かって自分を追い詰めました。そうすればなにかが見えるかもしれないと考え、だれもいない林の中に分け入って行ったのです。そういう行動は、もともと人間の持っている自然なフィーリングなのだと思います。

今回、私がお遍路で回った中に捨身ヶ嶽《しゃくしんがたけ》というところがあります。「もし自分が正しい生き方をしていたら、今ここから飛び降りても、神様が途中で受け止めてくれる」と言って飛び降りた空海は、途中に現れた菩薩《ぼさつ》に助けられたという言い伝えのある場所です。昔の人がなにかを求めるということは、死と生の接点に身を置いて真理を見つめようとすることだったのかもしれません。

山岳仏教というのは、そもそもその山の中に入っていくこと自体が、死の中に足を踏み入れることを意味するのだそうです。そこで修行を終えて戻ってくるのは、その中で生まれ変わってくることを意味しています。人間にとって、死を身近にすることは生きるためにも欠かせないものだということでしょう。

死を忘れないで、身近なものとして感じておくということは、しっかりと生きるために極めて重要なことなのだと思います。

縁によってつながっている

重い病気の子どもに対して、お父さんやお母さんはごく自然に「できることなら、代わってあげたい」という思いを持ちます。私は、それが究極の「愛」だと思っています。それに対して、ほとんどの子どももまた「両親が自分のことをいちばん思ってくれている」と話します。それが親と子のもっとも自然なありようだと感じます。

ところが、最近は親が子どもを虐待したり、逆に子どもが親をバットで殴り殺すといった事件も起こります。それはとても不幸なことです。そういう人たちをどう罰するかを考えるよりも、そういう事件がなくなるように世の中が変わらなければならないと思います。

人間ほど、人に手をかけて育ててもらわなければおとなになれない動物はいません。育てる主体は親ですが、人間が成長し切るまでに育ててくれるのは、決して親だけではありません。自分を育ててくれた多くの人たちへの感謝の気持ちを忘れてはいけません。自分だけでおとなになったと思うのは大間違いです。

私の父の一周忌のときに、菩提寺《ぼだいじ》のお坊さんが相田みつをさんの言葉を引用し、「自分には父親と母親がいて、母親にも父親と母親がいて、その親にもまた父親と母親がいて、十代さかのぼると百万人になる」という話をしてくれました。

確かに、私が赤の他人であった妻と結婚をして、四人の子どもが生まれて、四人がそれぞれに結婚をして八人になって、二人だったのが十人になりました。それから孫が去年一人生まれて、今年三人生まれたから四人になり、夫婦二人だったのが比較的短い間に十四人になったわけです。いのちのつながり、ないしは愛とはなんなのだろうかということを考えさせられます。

私の妻のお兄さんが、この間亡くなりました。そのころ、私は忙しくて一度しかお見舞いに行けませんでした。でも、うちの子どもたちは時間を見つけてはおじさんのところにお見舞に行っていました。お通夜もお葬式も、子どもたちはほんとうにまじめに通いました。

私の気持ちとしても、仕事は忙しいけれども、とてもお世話になったお兄さんだからお見舞いに行かなければならないという思いはありました。しかし、これはちょっと義務感みたいなものでもありました。私と子どもたちとでは、なにかが基本的に違うのです。

私とそのお兄さんは、血がつながっていません。しかし、子どもたちにとっては血のつながったおじさんです。血がつながるということは、そういうことなのかもしれないと思いました。

私の家は、もう十代以上続いています。十代前のご先祖から私のところを見れば、自分の直系の子孫だということはすぐにわかります。ところが、私にとって十代前は百万人の中の一人になっているわけですから、どうってことはない一人です。血のつながりは不思議だなと思います。薄まりながら広がっていって、薄いけれどもそれを全部合わせると濃くなるのです。だとすると、世の中にたくさんいる人間は、みんな血がつながっていると思っていいわけで、その感覚はとても大切です。

アルベルト・シュヴァイツァー（一八七五〜一九六五年）の自伝の中に、「人間みなきょうだい」という言葉があります。それを初めて読んだときは、「人間みなきょうだい」とはどういう意味なのか全然わかりませんでした。ところが、最近ではよくわかる気がします。「きょうだいは他人のはじまり」という言葉がありますが、開き直って逆からいえば、「他人もまたきょうだい」と受け取ってもいいわけです。そう考えれば、人間が人間を粗末に扱ってはいけないという思いに至ります。

それは、仏教で言うところの「縁」というものでしょう。なかなか気がつかないけれども、みんなが「縁」によってつながっていて、そういうものによって生かされているという側面があるということです。

結婚式では、神様に「絶対に別れません」という誓いを立てて指輪をはめます。夫婦はもともとは他人ですから、他人が一生ずっと暮らすということの大変さを昔の人はよく知っていたのだと思います。だからこそ誓いを立てるのでしょう。他人同士の永遠のつながりは、それくらい難しいのです。

そんな他人同士が結婚して子どもが生まれたら、その子どもにとっては、両親は自分のお父さんとお母さんなのですから、その血のつながりは切ろうと思っても切れません。その関係は、わざわざ神様に誓わなくても、親子だと決まっているのです。その決まっている関係を大切にするのは、ごく当然のことです。血のつながっていない親子ももちろんたくさんいますが、関係ということでいえば、それもつながっているのと同じです。

夫婦間の関係を考えると、妻は子どもの母親です。夫は子どもの父親なのだから、やはり妻を大事にしなければなりません。そういうことでまたつながっていきます。そんなふうに、人間はみんな他人ではなく、縁で結ばれているもの同士だということを昔の人は自然に生活の中に取り入れ、人間を大事にしてきたのだと思います。縁やつながりも実際には目には見えません。でもそれは、私たちが生きるうえで非常に重要なことなのです。

第4章

夢や希望はありますか？

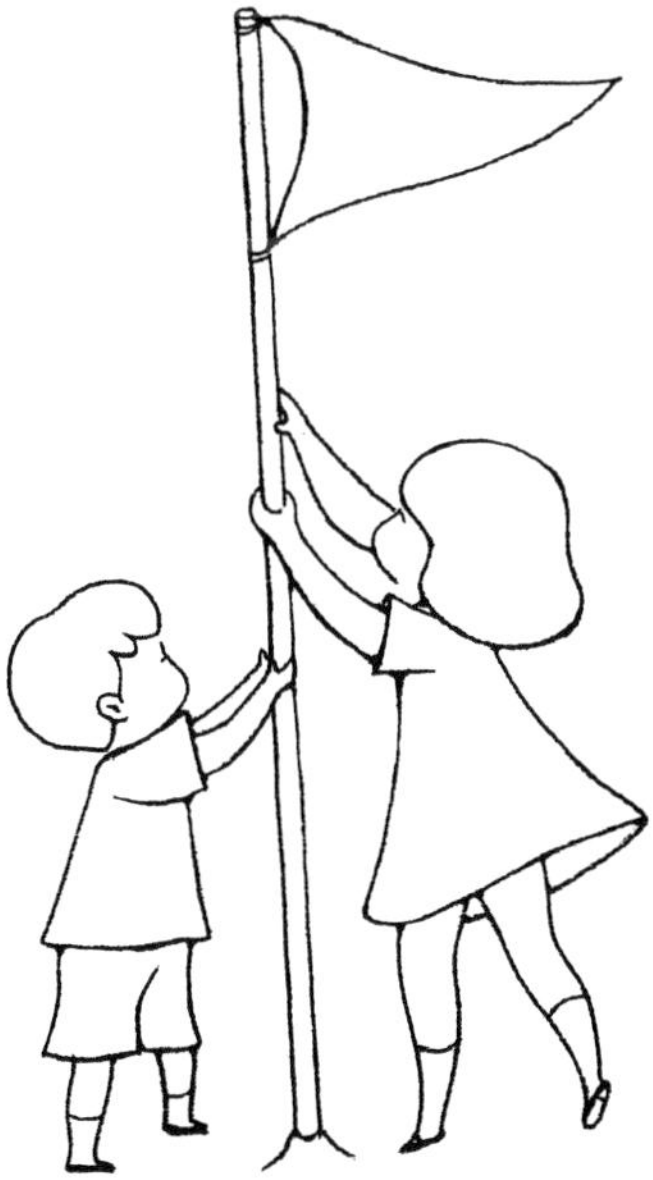

人間の品格

私が小さいころは、早くおとなになりたいという気持ちでいっぱいでした。それが一つの希望でした。おとなになったらいつでも自分の好きなときにお手洗いに行けるとか、口が動かないくらいガムを頬張れるなどと思っていました。

中学生から高校生くらいになると、おとなになったらこんなことをしてみたいと考えはじめました。中学生のころは、忙しい父を見て、子どもと遊べないのは親として失格だから、私は父のような仕事をしたくないと思ったこともありました。

そのころには、『人のために』と考えるのはやめよう。自分の好奇心を直接満足させてくれるような仕事がいい」と考え、船乗りや冒険家に憧れました。それからヘミングウェイ（一八九九〜一九六一年）のような生き方もいいとか、アルベルト・シュヴァイツァーのような仕事も人のためではあるけれども半分冒険的だからおもしろいかな、とも思いました。でもお金持ちになりたいとは一度も思いませんでした。

うちはお金持ちではありませんでしたが、それなりに不自由のない生活をしていました。しかし、どの偉人伝を読んでも、みんな貧困の中から偉くなっていった人ばかりでした。

父に「不自由なく暮らしている人は、偉くなったり世の中のためになる仕事はできないの？」と聞いたことがあります。小学生のときです。父は「偉人伝はみんなに夢を与えるために、どんなにつらくてもがんばって偉くなった人の話を取り上げることが多い。しかし、ある程度のお金があって、それをもっといいことに使った人も世の中にはたくさんいる」という話をしてくれました。

私たちの時代は、お金持ちがいいとはだれも思っていませんでした。小学校高学年ぐらいから、ブルジョアは悪で、プチ・ブルというのはもっと間抜けだと思っていました。お金持ちになりたいなどと言えば、言った人の品格が疑われるという時代でした。今とは全然違います。

アメリカでは、役所がお金もうけをして国民に還元するのだということを言い訳にして、国民から預かった大事な年金などのお金をウォール街にどんどん流し、結局国民のお金が、またまたお金持ちのところに集まってしまいました。「お金、お金」と言っていると、今アメリカが抱えているような問題がほんとうに私たちの問題になってしまうのです。

医者の世界を見ると、病気で苦しんでいる人たちを助けたいと思って医者になっている人がまだまだたくさんいます。お金もうけをしたいと思って医者になっている人は、大成しないと思いたいぐらいです。藤原正彦さんが『国家の品格』（新潮新書）という本を書きましたが、そういう意味ではまだまだ日本は捨てたものではないと思います。ほんとうにお金だけがすべてだと考えられたり、その人の価値はその人の持っているお金で測られるようになったり、その人のやっている仕事はお金が尺度になってその重要度が決まってしまうというようなことになったら、国は破滅してしまうでしょう。

親は今、子どもを育てるときに、「いい学校に進んでいい成績を取り、いい大学に行っていい企業に進まないと幸せになれないぞ」と言って子どもが小さいときからレールに乗せようとします。

しかし、私たちが中学生のころは、お金のない人は高校にさえ行くことが難しい時代でした。行きたくても行けない人たちがいるということを、高校に進学した人たちはわかっていました。だから、高校に行かせてもらえるだけでも幸せだと思わなければならないと、学校の先生も常に口にしていました。

私たちも、高校へ行くというのは、自分が幸せになるために行くのではなく、あと世の中に役立つ仕事をするために学ぶのだという気持ちを多くが持っていました。そういう感覚を持って高校や大学へ行っていたのです。

だから、私たちの世代は大学や社会の矛盾に対して憤り、ときには暴力的になり、安田講堂や浅間山荘事件のようなことが起こったりもしたのです。でも、あれは品格が今ほど堕落していなかったから起こったともいえることがらです。あんなことをして、自分があとあと得をしてお金持ちになれるかと言ったら、なれないことをわかっていてやっていたのですから、一種の純粋さだったのでしょう。あのころの若者のモチベーションは、自分たちのためではなく、「国家のためになにかをしよう」という気合いがあったのだと思います。

日本人としての自信

私たちが子どものころは、それぞれに各人の落ち着ける「居場所」が用意してあったような気がします。私の友だちでも、中学を卒業して、すぐ就職をした人はたくさんいますが、それぞれが居場所を得ていました。例えば大工さんの弟子になった子は、彼の「居場所」を得て今はもう棟梁《とうりょう》として立派に働いています。高校を卒業して就職した人たちも、ホワイトカラーになったりブルーカラーになったりしてそれぞれに居場所を得ました。

私たちの世代は、生活をするということで賢くなっていきました。家庭の主婦は、家計や家事を一生懸命切り盛りすることで社会のことを知り、家族のことを考え、生活の知恵を身につけていったのです。

大工さんになった友だちも、家を建てることについて学びながら、同時に人と人とのつながりを築き上げて棟梁になっていったのです。みんな臥薪嘗胆《がしんしょうたん》して道を究め、それぞれがプロになっていったような気がします。そういう生活態度が、今とはずいぶん違っているのではないでしょうか。

お金もうけができなかったら、それでその人は落第だというのではありません。どんな仕事でも、一生懸命にやることで一人前の人間になるのです。そして、一人前の人間になることを目指して生きていかなければならないのです。同時に、そういう人が堂々と生きられる社会でなければなりません。

ところが、それがいつの間にか、派遣切りをされるともう生活保護を受けるしか術がないような社会になってしまいました。仕事の中で自分を磨くどころか、社会は二極化し、落ちこぼれた人は食べていくための仕事にすら窮する世の中になってしまったのです。悲惨なことです。

かつては、がまんして仕事をしていたとしても、これは自分にとっては一生やっていく意味のある仕事だということを、比較的早めに腑に落ちさせることができた時代だったと思います。それが今は、もっとお金がもうかる仕事がないかとか、自分の能力にちょうどいいくらいのところで働いていても、もっと自分には能力があるはずだと自己を過大評価して会社を移ることが多くなっているように思います。また、そうすることこそがいいというようなアメリカ的な観念が世の中に行き渡ってきています。

私たちの親の世代には、まだ「鬼畜米英」という気持ちがありました。だから、アメリカがすべていいという発想は持っていませんでした。その子どもの世代である私たちは、「名犬ラッシー」や「パパ大好き!」などのアメリカのヒューマンなファミリードラマを観て、「アメリカっていいじゃないか」と思いながら育ちました。

それから何十年もたって、アメリカはすごい勢いで変わりました。それなのに、日本人はアメリカの一時期のイメージを固定していいと思い込み、そのまま引きずられてしまったといえないでしょうか。

私はアメリカに留学してすごくお世話になり、アメリカに対して恩義があります。しかし、精神的な深さでいえば、日本よりも勝っている国だとは思いません。だから、アメリカがやっていることがなんの批判もなく受け入れられるのはおかしいと感じていました。日本人は日本人としての歴史をきちんと持っています。他人のことを大事にしたり、人のために尽くすというようなことに関しては、世界の中でも高い文化の中で生きてきた民族だということに、もっと自信を持たなければなりません。それが、日本人としての夢や希望のもとになると思います。

しっかりと日本に足を据えて自分の夢を育て、それが国際的に雄飛するということでなければならないはずです。ところが、現実はなにかふわふわしたまま夢もなくすぎゆき、お金だけがすべてというアメリカ的な考えに引きずられているように見えます。これはとてもよくないことだと感じるのです。

学校とのつながり

まみちゃんは、十歳で発病して二年間もがんと壮絶な闘いをしました。その苦しい闘病生活の中での生きる希望は〝給食〟でした。

お昼のチャイムが鳴ると、お母さんが学校へ給食を取りに行き、みんなと同じ給食を食べることがまみちゃんの最大の生きる希望だったのです。毎日学校へ行けること、みんなといっしょに遊べること、勉強ができること、それがどんなに幸せなことなのかをまみちゃんは教えてくれました。

今はいじめや登校拒否、学級崩壊など、学校を取り巻く問題がいろいろと起きていますが、学校は本来子どもたちに夢や希望を与える場所でなければいけません。重い病気の子でも、「来年になったら学校に行って、こんなことをしてみたい」とか、「お姉ちゃんがやっているような勉強を自分もするんだ」というようなことを考えています。

新しいことを学び、今まで知らなかったことを自分のものとして、できなかったことができるようになるということが、子どもたちにとってはとても大きな希望なのです。学びたいとか、新しいことができるようになることを目指すという本能のようなものが、人間の中にはあるのです。それが摘み取られてしまうのは、とても悲しいことです。

昔、「ノミのサーカス」というのがあったそうです。コップの中でノミがバーをぴょんぴょん跳んでいるのを虫メガネで見るというものです。

そのノミのサーカスのコップの天井に紙のふたをして、そのふたを低くしていくとノミは跳ばなくなるそうです。ぴょんと跳んで紙のふたにあたっているうちに、「もう跳んでもしょうがない」と思って跳ばなくなってしまうのです。ノミでさえそうなのだから、ましてや人間の子どもたちが頭を抑えられたら、やる気をなくしてその精神的成長は止まってしまうはずです。

例えば鉄棒の逆上がりができなかった子が練習してできたとき、その喜びは大きいものです。また、初めて自転車に乗ることができたときの喜びもいい知れないものです。そのように、子どもはしっかりと達成感を感じ取り、できたことを評価してもらえれば、「じゃあ、次はもう少しがんばってやってみようか」という気になります。挑戦することが、もっともっと楽しくなるはずです。学校は、そういう場でなければならないはずです。

でも、私の小学校生活はあまり楽しいものではありませんでした。「天井が低くて跳んでもしょうがないからもう跳ぶのはやめよう」と、私はいつも学校ではがまんしていました。学校に行って友だちと休み時間に遊ぶことと、授業が終わってからメンバーを募って魚捕りに行くことの前哨戦として学校へ行っていたようなものです。

学校へ行っていれば、親は「学校に行って勉強をしてきたから、だいじょうぶだ」と認めてくれるので、放課後に堂々と遊ぶために学校へ行っていたような気がします。学校で学んだことよりは、友だちと魚捕りに行ったり山へスキーに行ったりする中で、多くのことを考えたり学んだりしました。少なくとも、私の小学校時代はそういったものでした。

本来は、学校に行くことがつまらなくならないように工夫するのが学校の先生の重要な仕事だと思います。でも、私にとっては授業はつまらなかったけれども、友だちと休み時間に遊んだり放課後に魚捕りに行ったりするためには、学校は絶対に必要な場所でした。それも学校の存在価値の一つです。

ところが、今の子どもたちは授業が終わるとみんな塾へ行き、あるいはおけいこごとをして家に帰るという生活をしています。見ていて、とてもかわいそうです。なんとかこの状況を壊さないと、子どもたちも行き詰まってしまいます。

子どもたちは「いい学校に入って、いい大学に行き、いい職場に入るように」と親から言われ、プレッシャーを感じています。「そうしないとうちのお父さんみたいになってしまうよ」などと言われ、父親を尊敬できずに生活しているのは、私にはがまんの練習のように見えます。家庭での子どもの育て方を見直す必要があるのではないでしょうか。いじめや登校拒否、学級崩壊なども、学校がつまらないからということももちろんあると思いますが、家庭での小さいときからの教育の影響もあるような気がします。

息をして心臓が動いていれば、生きているということです。そして、どんな人でも生きていることに価値があるのです。みんなといっしょに生きていくことが、人間の生きる道です。

この世に生まれてきた子は、どんな子であれ自分たちの仲間です。子どもたちには、そのことを教えなければなりません。ほかの人ができないことがあれば、手伝ってあげなければならないということを、小さいときから教えるべきなのです。それを家庭で教えられていない子どもは、学校で「いじめはいけない」と言われても、人の前でいじめをしないだけで、陰ではやってしまうのです。

登校拒否は、学校が楽しくない場所だということにも原因があるのでしょう。一人ひとりにある程度の達成感が与えられていたら、子どもたちは学校を楽しいと感じるようになります。私が子どものときも、私を私なりに見てくれる先生がいたら、きっと学校が楽しかったことでしょう。

私がいちばん楽しかったのは、学校ではなく、ある先生の家の二階でした。父の患者さんで結核で治療してもらっていた先生がいて、私はその先生のところに一日おきくらいに勉強を習いに行っていたのです。その先生は小学生の私に、小林多喜二の『蟹工船』や、そのころ築地の警察でどんな拷問が行われていたかなどという話をしてくれました。とてもワクワクしました。学校では平安時代から鎌倉時代ぐらいまでの歴史しか習わないのに、「近代でもそんな時代があったんだ……」と、とても新鮮に感じました。だから、私にとって学校は遊びに行くところで、そのあとで楽しい勉強をしていたのです。塾のほうが学校より楽しいという子どもたちは、塾での勉強のほうにずっと達成感があるのかもしれません。

私たちが学校から帰ったあとは、ガキ大将を頂点とする子どもたちのグループの中で遊びました。同級生だけではない異年齢との交流の中で、これ以上はやってはいけないということを暗黙に教えられました。

そうはいっても、子どもが子どもの社会とつながっていることのいちばんの原点は、やはり学校です。子どもたちにとって生きている実感は、学校とつながっていることから感じる部分が大きいはずです。その学校から切り離されて家にいるということは、非常につらい体験です。

まみちゃんは、給食を食べるということで自分は学校とまだつながっていると感じていたと思います。学校とはそういう存在であるはずなのに、そこに行きたくないという子どもたちがいるのは不幸なことです。その原因にはもちろんいじめもあるのでしょうが、子どもたちががまんするということをトレーニングされていないことも原因の一つのような気がします。

高級な人間とは

私が中学生のとき、理不尽極まりない国語の教師がいました。私は、その先生を殴りたいと思ったことが何回もあります。父に「ひどく傷つけられているから、あいつをたたきのめしたい」と言ったことがあります。すると、「暴力で相手をへこますことは、やろうと思えばだれにでもできる。けれども、その国語の教師がこいつには歯が立たないと思うくらいに国語ができるようになれば、相手のダメージはもっと大きいはずだ」と言われて、「まあ、そうか……」と納得しました。

「学級を壊したい」とか、「担任の先生が気に入らない」という気持ちがだれにでも少しはあるのかもしれません。でも、世の中のみんなが気に入った人ばかりで成り立っているわけではないのです。社会に出たときのためのトレーニングと考え、「こんな人もいるのだな」「こんなこともあるだろうな」と冷静に観察することも大切です。

「学校の廊下を走ってはいけない」と言われますが、あんなに広いのだし、だれもいなかったら走ってもかまわないと思いがちです。しかし、走ってはいけないのです。それは、人の見ていないところでもきちんと自分の仕事をするとか、だれもいなくても車の制限速度を守って六十キロで走るというようなことの練習なのです。

学校の先生は、ただ「走るな」と言うのではなく、そんなふうに子どもに教えてくればよかったとのに思います。

「お父さんは飲んでいるのに子どもがビールを飲んではいけないのは、子どもがビールを飲むとアルコールが脳みそに直接悪さをしてしまうからで、二十歳くらいになって脳がしっかり成長するまでは飲んではいけないんだよ」と子どもたちに教えてあげる必要があります。また、「たばこを吸ってはいけないというのは、子どもだけではなくおとなも同じだよ。それはこういう理由だからだ」と言ってあげれば、子どももわかるでしょう。

さらに、「十三、四歳の中学生くらいから日常的にセックスをすれば、未熟な粘膜に強い機械的な刺激を与えられることで、あとあとがんが出てくるリスクが非常に高くなる。だからいけないんだよ」と説明してあげれば、自分で考える材料になります。やってはいけないことには、それなりの理由があり、「人間は昔からちゃんと考えていたんだ」ということを言ってくれる賢い先生が多くなれば、子どもたちは学校を楽しめるし学ぶ喜びを感じることができます。

かつての私たちの時代にも、いじめはありましたが学級崩壊にまでは至りませんでした。なんとかバランスが取れていた気がします。いじめは卑怯なことで、特に、自分よりも弱い子をいじめるのは人間として卑怯でみっともないことだという感覚をみんなが持っていたからかもしれません。

ところが現代は、卑怯という概念が通用しなくなってしまいました。それよりも、自分がいじめの被害に遭わないように、場合によってはいじめるがわに回ったりする子がいます。「いじめはやめよう」とみんなを引っ張っていけるだけのリーダーシップを持っている子が、少なくなってしまいました。子どもたちの世界にも自分に害が及ばないように、見ないふりをしよう、近づかないようにしようという風潮が蔓延しているのです。子どもたちに任せておけば、だいたいは自分たちの正義感による自浄作用で学級崩壊までには至らなかったのですが、時代の変化が学校の様子をすっかり変えてしまったようです。

いじめがあった場合、「なんであの子をいじめるんだ」ということをみんなで話し合う余地が以前にはありました。そうすれば、いじめの原因として、例えば被害を受けた子は話すときに、少しどもる癖があるなどということがわかります。本質的に被害に遭った子が悪いのではないということを話し合う場を持っていました。

ところが、今そんなことをすると、「自分のどもる癖についてホームルームでみんなの話題にされた」などと言って、被害に遭った子が家に帰って自殺するような悲劇も起きかねません。

現代の子どもたちは、ものが豊かになりすぎて、なにか買ってもらったときなどに感じるうれしさやありがとうの気持ちが薄れ、感性が鈍くなっています。また、せっかくなにか一つできても、「もっと、もっと」と要求されてしまい、達成感を十分感じるチャンスもなくしています。

世の中に、いいお兄さんやいいお姉さん、いいおとながいるということは、子どもたちにとってはとても重要です。人間はみんな仲間であり、苦しんでいる人がいたらその人のためになにかしてあげようという気持ちをいつも持っていることが大切なのです。お互いに相手を見てそういうことを静かに考えられれば、それは生きていくうえで最上の栄養となります。

でも、そんなことはなかなか学校では学べません。ほんとうのがまんや思いやり、感謝などは、教科書からだけでは学べないのです。子どもが小さいうちから、親がいっしょに暮らしていく中で伝えなければならないことです。遅すぎるということはありませんから、今からでも実行してもらいたいと思います。

だれでも、人をいじめたくなることがあります。人間とはそういうものです。でも、そういった気持ちが表に出てこようとしたときに抑えることができるのも人間なのです。そして、抑制をきかせられるのが高級な人間です。それが人間の格というものでしょう。私たちは、人間の格を大切にして生きていきたいものです。

お手本となるおとな

現代の若者たちは、自分のやりたいことや夢中になれることがなかなか見つけられないと言われています。でも、重い病気で長期の入院をした子の中には「病気が治ったらボランティアをしたい」とか、「看護師さんになって人の役に立つ仕事がしたい」という夢を語る子どもたちがたくさんいます。病気を抱えながら夢や希望を持つことができるのは、なぜなのでしょうか。

親の人格が非常に高潔で、加えて賢い人であれば、たとえスイスの山の中でお父さんとお母さんと子どもの三人だけで暮らしていたとしても、その子どもはしっかりしたおとなに成長するでしょう。

けれども、最近はそういうおとながあまりいなくなってしまいました。子どもは大勢のおとなの中から、この人はすてきな人だ、この人のような生き方が必要だろうというお手本を見つけなければなりません。そのためには、よい人に囲まれる必要があります。そうでなくてはお手本は見つけられません。そういう意味では、お手本が学校の先生だったらいちばんいいのかもしれません。

病気の子どもたちは、病院という比較的いいおとなといい仲間に囲まれてある期間を過ごします。そうすると、人間が生きるというのは、人のためになにかをしなければならないことだと身を持って感じるのです。お手本が身近にたくさんいると、自然にそのような発想が生まれてきます。

かつては、お手本になるような人が身の回りには大勢いました。私が学校に通っていたころ、毎朝大きな声で「おはよう」と言ってくれる新聞配達のお兄さんがいました。学校の先生も、「みんなは毎日『おはよう』のお兄さんに会うと思うが、だれにでもちゃんと『おはよう』というあいさつができることはとても大事なんだ」と教えてくれました。お兄さんには、仕事に加えて「自分はあいさつを実行しよう」という意志と余裕があったし、そういう発揮すべき個性もあったのでしょう。ところが、今はそういう人をなかなか見かけなくなってしまいました。

病院の中では、医者や看護師さん一人ひとりの個性が発揮されています。子どもたちは、そういう個性をよく観察しています。だから子どもたちは「こういうお医者さんになりたい」「ああいう人になりたいから、自分は看護師を目指している」というふうに目標を持てるのです。だからこそ、おとなの責任は重要だと思うのです。

おとなの文化と子どもの文化

ある雑誌で人気のある漫画家が、「いちばん大事なのはお金です」と言ってお金を広げている写真が出ていました。実際にはすべてがお金だとは思っていないのかもしれませんが、そういう難しいブラック・ジョークは子どもたちにはわかりにくく、日常、見たり聞いたりするのはとても危険です。今の子どもたちに「大きくなったらなにになりたい？」と問いかけると、「楽をしてお金持ちになりたい」と答える子が多いそうです。おとながブラック・ジョークで言っていても、子どもたちは本気にしてしまうのです。

今はテレビ番組や雑誌、本などもおとな向けのものが、子どもの手に届く場所に置いてあります。その中で自分が好きな漫画家が「いちばん大事なのはお金です」と言えば、「ああ、やっぱりお金なんだな」と鵜呑みにしてしまう子どももいるでしょう。おとなの文化の中でそういうブラック・ジョークを楽しむのはかまいませんが、それを子どもも当たり前のものとして持っていくのはよくないと思います。子どもの文化とおとなの文化は、きちんと分けなければなりません。

まだ善悪の判断がわからないうちから、おとなの感覚だけ子どもに与えるのも危険です。評論家の高史明さんの息子さんは、十二歳で飛び降り自殺をしました。小学生でしたが、とても頭がよすぎたのでしょう。夏目漱石の難しい作品群にはまり込み、世の中に対して幻滅を感じたようです。質の高い内容の小説を読むのは大切なことです。しかし、実体験を伴わない場合、ある危うさも含みます。父親である高さんは、『知恵の落とし穴』（風濤社）という本の中で体験することの大切さを書いておられます。

病棟で村上春樹さんの『ノルウェイの森』（講談社）をお母さんから与えられて読んでいる中学生がいました。『ノルウェイの森』は人生経験を積んだあとで読むと、若かったときのことが思い出されて感銘を受けるといった小説です。質が高いからといって、小さい子にもよい影響を与えるとはかぎらないのです。賢いおとなは、そういうバランスも考えて子どもに与えるものを選ぶべきです。

助け合うことを喜びに

とにかく、お金をもうければいいという考え方は、人間らしさや品性・品格を失わせます。子どもたちがお金至上主義のお金持ちに憧れているとしたら、嘆かわしいことです。そもそも、勝ち組や負け組みという存在が生じる社会に問題があるのではないかと思います。

資本主義が行き着くところまで行くと、ヒューマンなものがなくなって、お金が尺度になるのはしかたのないことなのかもしれません。そこまで、行かないためにも人間性を失わないことが大切です。

たくさんお金を稼いだ人たちは、困っている人たちのためにお金を使ってほしいと思います。だれかのために手伝うことが、一つの喜びになるような気持ちを持ってほしいのです。

もちろん、人間だから自分が稼いだお金でいい服を着たいし、おいしいものを食べたいし、いい家に住みたいと思うのは当然です。ある程度までは自分が快適に暮らすためにお金を使うことは必要です。

でももし余ったら、人の役に立てるために使ってほしいと思うのです。いちばんのお金持ちになるために、お金を貯める必要はないでしょう。いちばんの人が、ほんとうにそれで幸せなのかを考えみなければなりません。

「金もうけをするのが、なぜ悪いのか？」と言ってお金を稼ぐ人たちの陰には、ひどい目に遭っている人たちがたくさんいるのです。アメリカでは、少しずつお金を貯めて老後に備えようと思っていた人たちの資金が規制緩和でヘッジファンドにすべて流れ、ウォール街は損をしていないのに、庶民がお金を失って失業者がものすごく増えました。それは、他人のことを考えないで自分だけがお金持ちになればいいという風潮が蔓延してしまったからです。

私たちは子どものときから、「自分だけがよければいい」というのはいちばんいけないことだと教えられてきました。学校でも、自分だけよければいいという考えはとんでもないことだと繰り返し繰り返し言われてきました。今の小学校には、そんなことを教えている暇もないくらいにゆとりがないのでしょうか。

資本主義の国でも社会主義の国でも、その点は人間教育として教えていかなければならない部分だと思います。結局は行きすぎてしまって、共産主義もだめになり、資本主義もだめになりつつあります。そうしたらなにが残るのでしょうか。

人間はみんな仲間で、いっしょに暮らしているのだから、苦しんでいる人には元気な人が手助けをしてあげる。手助けをしてあげた人は、そのことで喜びを感じるような社会にすればいいのですが、それがなかなかうまくいきません。

少欲知足の精神

たまたま聞いたラジオ番組で、あるお坊さんが思想家の内村鑑三（一八六一〜一九三〇年）の言葉を紹介していました。「幼いころは食欲に悩む。若いころは性欲に悩む。長じては物欲に悩むというのがそもそも人間だ」という話をしていましたが、私は「まったくそのとおり」と思いました。

結局は、だれにでも物欲はあるけれども、それをどういうふうにコントロールするかというのが人間の格にかかわる問題なのでしょう。栄養に富むおいしいものも食べすぎれば体を壊すわけですし、なんでも適度が大切です。よいバランス感覚を持つことが人間として重要なのです。

バランス感覚をしっかりと持った人たちがリーダーシップを発揮し、みんなにそのバランス感覚の大事さを伝えるべきでしょう。それができるのは、政治家であり、宗教家であり、教育者だったりすると思います。でも、ビジネスマンや私たち医療者も、その次ぎくらいのところで、人間にとって大事なものはなにかということを言い続ける役目を持っています。お金もうけをしたい人たちは、そういう発言をする人を「偽善者だ」と言って非難し、自分のお金もうけを正当化しようとします。でも、それは違います。

今、中国やアメリカで二宮金次郎を再評価するという動きが高まっているそうです。私は、二宮金次郎は非常にバランス感覚の取れていた人物だと思います。前にも話したように、「おまえが勉強すると油がもったいない」とおじさんにいじめられて、それで発憤して自分で菜種畑を耕して菜種油を作ったら、「この畑はもともと俺の土地だから全部よこせ」と言われて菜種油を取り上げられた金次郎でした。しかし、彼はそれでも腹を立てず、働きながら歩きながら勉強をしたわけです。その態度はあきらめといえばあきらめなのかもしれません。でもほんとうにわからない人に腹を立ててもしかたのないことです。金次郎は決してムキにならず、大事なことはなにかと冷静に判断して行動しています。

中国は、特に社会の格差が激しくなっています。それを解決するのに、二宮金次郎の考え方が大切なのではないか、それは社会主義や資本主義という枠を超えて有効なのではないかということで、見直されているわけです。

中国は歴史が古すぎて、お手本にする人物が多すぎます。「生まれたときから人間はみな悪い人だ」と言う人もいるし、「生まれたときからみな善い人だ」と言う人もいて、どの思想家を肯定するかで全然違った人生観を持つわけです。なかなか難しい問題を抱えています。その点、日本は国土が狭かったため、比較的に判断の基準がバラバラにならずにきた非常に稀有《けう》な国家だと思います。

私は、働いて、食べることができて、なんとかほかの人に迷惑がかからなければ、お金はあとに残らないくらいもらえればいいと考えています。お金が余ったら自分のところでプールするのではなく、人のために役立てようという人が増えてくれたらすごくうれしいと思っています。

先日、ある方から、小児がんの子どもたちのためにキャンプ場を造るという私たちの計画に対して、寄付をしたいという連絡がありました。その方の娘さんも、「私も結婚して家を出たし、おばあちゃんももうすぐお迎えがくると自分で言っています。おばあちゃんが遺してくれるお金は、私たちはいらないので……」と言ってくれました。

最初は税金がかからないように、公益の財団に寄付してもらったほうがいいかと思い、私の関係している「がんの子どもを守る会」の事務所を紹介しました。事務局長が早速にお訪ねすると、「ほんとうは、細谷先生のキャンプの活動に寄付したいと思っていた。でもせっかくきてくれたのだから半分ずつあげる」と言ってくれて、そちらの事務所がすごく喜んで私に電話をかけてきました。

そこで私が、「半分っていくら」と聞くと、「二千万円いただいた」と言うのです。私たちもそんなにいただけるのかと驚いていたらなんと、「五千万円あげる」と言ってポンと寄付してくださいました。その方は、寄付をしてもなんの見返りはないのにです。「それでもいい。子どもたちのためになるのだったら」という気持ちは、ほんとうにかけがえのないものです。

仏教には「少欲知足」という言葉がありますが、そのとおりだと思います。私たちには、お金は食べていける程度にあればいいわけで、それ以上は、苦しみや不幸をもたらす原因になることもあるのではないかという気がします。

不平等だからとあきらめない

作家の瀬戸内寂聴さんが、「この世とは実に不条理なものです。その不平等さや理不尽さを、しっかりと子どもたちに伝えることが大切です。同じ努力をしても成功する人もいれば失敗する人もいる。どんなにがんばっても実らないこともある。人生とは紙の上の公式どおりにはいかないもの。目に見えないなにかに動かされているもの。子どものころにそれを教えておけば、人生の苦難を乗り越えていく力を持つことができるのです。不平等さに怒ってだれかを恨む。理不尽なことをされたからと、相手を傷つけてしまう。それは恐ろしいことです。ますます理不尽な死が増えてしまうことになる。そんな世の中には、幸せも夢も希望も見つかりません」とおっしゃっています。

私には子どもが四人います。いちばん上は医者になりました。たぶんきょうだいの中ではいちばん努力して勉強したかもしれません。二番目は性格がよくて、体も特別にじょうぶで手先が器用でした。今は育児用品の企画や開発をしています。三番目は動物好きで獣医になっていて、いちばん下は子どものときからの夢をかなえて小学校の先生になりました。

きょうだい四人は、それぞれの感覚で不平等ということを自覚しています。勉強の得意な子とそうでない子がきょうだいの中にいます。しかし、いちばん上は先天性の遠視でずっとメガネをかけています。目に関しては不平等です。だから、それぞれにみんな違いがあります。

そういうことをごく身近なきょうだいの中で感じている分だけ、私の子どもたちは幸せだったのかもしれません。決して全部が不平等になっているわけではなくて、神様や仏様はなにかが不得意な人にはちゃんと別の得意なものを授けてくれているのです。そのなにかを探すこと、見つけることが、人間にとって極めて重要です。たとえ勉強ができなくても、それを劣っていると考えたり、不平等だと言って、全部あきらめることはないのです。

世の中には不平等ということがあるのは確かです。でもいつも不平等でついていない人、最初から最後までついていない人は、存在しません。長く生きているうちに、つきが回ってくると思ったほうがいい。

聖路加国際病院の小児科は、一時、縮小を考えられたことがあります。病院を開設した最初は、小児科が重要だとして病院の方針として小児科に力を入れました。ところが、世の中「お金もうけがいちばん」の考え方が浸透するにつれて、小児科はもうからないのだからなくてもいいだろうと、考えられるようになりました。実際、たくさんの病院で小児科が消えました。

ところが、日野原先生が八十歳をすぎたころ、「世間は世間。聖路加はなんとか、がんばらなければならない」という声がけをしてくれて、小児科が大事にされるようになりました。

人間の一生も同じで、ずっとだめだなどという人はいません。私はだまされて大変な借金をした経験があったからこそ、ここというときに寄付をしてくれる人が現れたのかもしれないと考えます。お金をだまし取られても、その分がどこかからやってきて、またそれがほかのところへ行くというのは、望ましいことのように思えます。

金子みすゞの『私と小鳥と鈴と』の詩に、「みんな違ってみんないい」という言葉があります。そうです。みんなが違っているし、それでいいのです。ハンディキャップや劣等感はだれでも持っています。問題は、それを自分でどう昇華するかということでしょう。そうすることによって、人は自分を高めることもできるのです。

ハンディキャップや劣等感にどう向き合うかはその人次第で、じょうずにプラスの方向に使った場合には艱難辛苦《かんなんしんく》を克服できるし、だめになったときにはつぶされてしまうこともあります。そんなとき、今なにがいちばん大事なのかを考えることをしましょう。一ついえるのは、それは決してお金ではないということです。

おとなでも子どもでも、自分の品格を高める努力をしなければならないという意識を持つことが大切なのではないでしょうか。

昔の侍でいえば、どんなにボロボロの着物を着ていても、きちんと洗ってコテがかけてあるということを重視するような姿勢です。貧乏になったが故にあかにまみれてしまうのは本意ではなく、精神的な清らかさを保つことが武士のプライドでした。魂が濁ることを嫌ったのです。そういう精神が、ハンディキャップや劣等感を昇華してくれるのだと思います。

例えば、高校生で問題になっている援助交際のようなことをして病気になっても、治すことができますし、心が傷ついたらそれを癒すこともできるかもしれません。だけど、魂は濁ってしまいます。それだけは避けなければなりません。

考えてみれば、今の家庭の中で、子どもたちは「魂が濁る」などという古風な言葉を聞かされてはいないと思います。私も自分の子どもたちにそんなことを教えてはいません。

でも、生活の中で伝えることのできるものだけでもいいから、親や周りのおとなは、子どもたちに魂の清らかさの重要性を伝えていかなければならないと思います。言葉ではなく、生き方で見せていくことも必要です。

おとなこそ夢と希望を

ユニセフ親善大使の黒柳徹子さんが、子どもたちの夢と希望についてこんな話をされています。

「子どもは、夢と希望をいっぱい抱えて生まれてきます。それはどんな国であれ、どんな環境であれ、同じだと思います。おとなは苦しい状況になると不満を抱いたり、あるいは絶望したりする。おとなはすぐにそうなってしまうけれど、子どもたちは決して絶望しない。どんなときでも未来への希望を持ち続けているのです。その夢や希望を温かく見守ってあげることが、おとなとしての役割ではないでしょうか」

内戦が続いたり、飢餓に苦しんでいる国の子どもたちを見てきた黒柳さんが言う言葉ですから、迫力があります。

人間は夢と希望が持てる能力を持って生まれてくるのです。それが育くまれるのは、五、六歳くらいまでの期間でしょう。その時期に周りのおとなが、「夢や希望を持つべきなんだよ」ということを子どもたちに伝えないと、それはなかなか育ちません。

生まれたときから真っ暗なところに入れられて人と隔絶されたら、子どもは夢や希望を持てないでしょう。どんな内戦状態の中でも、おとなが「きっといつかは平和がくるから……」と言ってあげたり、「ご飯をいっぱい食べられる時代を作ろうね」と励ましてあげたりする人がいなければなりません。空腹なのに、自分は食べずに食べ物を子どもに食べ物を与える親がいることも大切です。また、自分が食べなくても子どもに食べ物をくれる親を見れば、当然、子どもたちの中に感謝や思いやりの気持ちが生まれます。そして、「なんとかしなければならない」という気持ちが子どもの中に芽生えます。なんとかするためには勉強をしなければならないと考えたりもします。勉強をすることで不幸な生活の中に喜びを感じ取りながら子どもは育っていくのです。

夢や希望を捨てない子どもたちを育てるためには、おとなが夢や希望を忘れないことです。おとなになると、夢や希望を忘れてしまいがちですが、それを忘れずに追い続けるおとなが社会のところどころに残っていなければならないでしょう。

逆境にあるからこそ、伝えられることがあるかもしれません。こんなにつらい思いをしていても自分は負けていないというおとなの生き方は、とても大きなメッセージになります。みんながどうしようもない状況になっていても、世の中のためになることをやり続けるおとながいることは、絶対に重要だと思うのです。

先日、聖路加国際病院にイギリスのホスピスの子どもたちがきたことは、前にお話ししました。そのホスピスのマークはヒトデです。なぜヒトデなのでしょうか。

老人と若い男の人が海辺を散歩していたとき、たくさんのヒトデが波で打ち上げられていました。お日様が出てきてカンカン照りになり、ヒトデは干からびようとしています。すると、若い男の人がヒトデを一つ拾っては海に投げ、また一つ拾っては投げはじめました。それを延々と繰り返しているのを見た老人が「そんなことをしても無駄だ。ヒトデは何千、何万と打ち上げられているんだ。もう少しお日様が強くなれば、みんな干からびて死んでしまうさ」と言いました。すると若い男の人は、「たとえ一匹でも、海に戻されたヒトデにとってみれば、自分の全生命を取り戻したことになるんだ」と言ったそうです。

それがヒトデのマークのいわれです。無駄に見えるようなことでも、地道にいいことを続けるのは重要だというメッセージです。

「こんな内戦の中で、子どもたちの未来はもうないかもしれない……」「子どもたちはみんな死ぬかもしれない……」という状況でも、平和を追求し、人間にとって大事なことは戦争をなくすことだと訴え続けるおとなが少しでもいれば、その国は救われます。

自分のパンを子どもに与えるというおとなの行為を、子どもはじっと見ています。

日々の中のささやかな幸せ

「大学を卒業しても、いい仕事に就くことができなかったのは先生のせいだ」と言って、お世話になった先生を刺し殺してしまうという事件がありました。

そんな人はどんな職業に就いても、その中に生きがいや美しさ、ホッとするというような人間としての喜びは見つけられないでしょう。小さいときに、ほしいものはなんでも与えられ、もらったときのありがたさや買ってもらえることの特別さを感じなくなってしまったのかもしれません。

昔、私はフナを捕ってきてそれを水槽で飼っていましたが、あるとき友だちから立派な金魚をもらい、フナの中に金魚を入れました。水槽の中は華やかになり、私はとてもうれしく思いました。それは、めったにもらえない金魚だからありがたいわけで、金魚を毎月買ってくれるおじさんでもいたら、金魚が水槽の中にいるのが当たり前になってしまいます。

前述の犯人は恵まれていることに慣れてしまい、自分で仕事を探さなければならないのに、「いい仕事を斡旋しないのはなにごとだ」と言って先生を殺してしまったような報道でした。ほんとうなら、卒業時にちゃんと仕事を斡旋してもらったのですから、あとは自分で努力しなければならなかったのです。ほかの人はもっといい職場を斡旋してもらっていると考えたのかもしれません。そうなるのは、「足るを知る」ということをわきまえていないからです。

どうも、そういう考えの人が増えているように思います。病気になって診察にきても、「治せよ」という態度をとる患者さんがいます。普通なら、「病気を先生に手伝ってもらって自分で治そうと思いますので、どうぞよろしくお願いします」というのが筋だと思います。それが、「ぐあいが悪いから治せよ」というような態度で診察にくる人がいるのです。

難病の患者さんは、病気という一つの人生を生きていくわけですから、そこにはもちろん悲しみやつらさが満ちていると思います。でも、その中にささやかな楽しみや人の思いやり、感動などを見つけて、一日一日、そのときそのときを組み立てていくのです。私はすごくいやなことがあったとしても、そのいやなことを忘れることができるような精神構造になっています。脳天気と言われるかもしれません。でも、あまりうれしくないことの中にも、ちょっとした楽しいことのかけらみたいなものが潜んでいることがあります。

エレノア・ポーター（一八六八〜一九二〇年）というアメリカの作家の『少女パレアナ』は、アメリカがまだまだよかった時代、『若草物語』などが発表されたのと同じ時代に書かれた小説です。

パレアナは、亡くなってしまった両親から「毎日いろいろな困難があっても、その中になにか喜べることを探しなさい」と言われながら育ちます。どんなにつらい生活でも、その中にいいことを探そうとします。そして、周りの人にもそれを当たり前のこととして教えます。

孤児のパレアナに、ふりかかってくるいやな出来事はいっぱいあります。でも、パレアナは健気にがんばり、周りのおとなに教え続けるのです。そうやって暮らしているうちに、周りのかたくなだった人たちの心が少しずつほぐれていき、みんなが幸福になるというお話です。

どんなに短くしか生きられない子どもたちのいのちでも、その子自身が特別なことを言わなかったにしても、その子が残していくものは必ずあります。一歳でなにも言わずに死んでしまったとしても、その子と暮らした一年間はお父さんとお母さんの胸の中に大切な思い出として生きて、ずっと支えになっていくのです。たとえ、それがつらい思い出だとしてもです。

人間が生きて死んでいくのは、つながっていくことだと思います。そのつながる感覚をみんなが持てれば、いのちのバトンタッチの感覚をみんなが持てると思うのです。

これですべて終わりだと思ったら、絶望するしかなくなってしまうでしょう。でも、終わりではないのです。

私は、小さい子どもが亡くなっていく場面にかかわらせてもらって六十歳すぎまで生きました。ある種、十分だなと思います。「でも、死ぬときはできるだけ痛くなく平安に死ねればいいな」と、ぜいたくなことを思っています。

第5章
一生懸命に今を生きていますか？

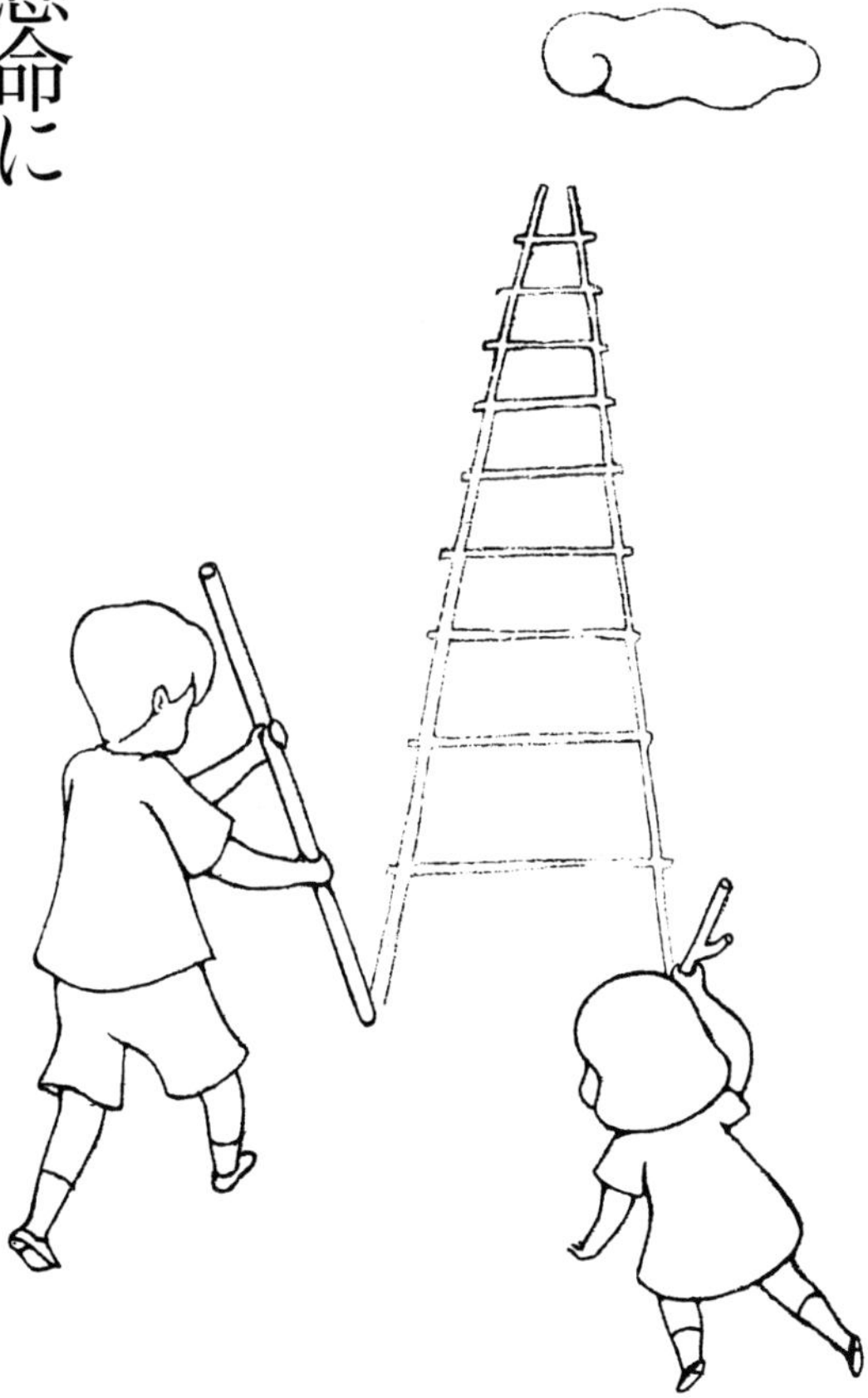

今を感じながら明日につなげる

先日、聖路加看護大学で私たちが主催したホスピスについてのシンポジウムを聞きに、ノンフィクション作家の柳田邦男さんがきてくださいました。そのとき、柳田さんが私に何冊かのご著書を持ってきてくれました。

その中に、麻生内閣のある大臣が、戦後の日教組による民主主義教育といわれるものが諸悪の根源というような発言をして辞職させられたことに言及して、戦後の教育は、決して「強いものだけがいい」とか、「お金が大事」だという教育ではなかったということが書かれていました。柳田さんは私より一回り上の世代です。

「戦争が終わったあと、学校の先生たちは、弱い人やお金のない人をどう見るかということを一生懸命に教えてくれた。それが戦後の民主主義の教育だったと思う。それがおかしくなりはじめたのは、バブルにさしかかってお金持ちでなければならないという成金主義が幅をきかせるようになったときからだ。その後、バブルが崩壊して日本がようやくもとの状態に戻れるかもしれないというタイミングで、アメリカのグローバリゼーションが日本を飲み込み、アメリカのバブルがそのまま日本につながった。それがずっと長く続いてもうどうしようもないところまできているというのが、私が考える日本の現在だ」という意味のことを書いておられました。

私もそのとおりだと思いました。私が子どものときは、困っている人がいたら助けてあげなければならないというのがみんなのコンセンサスでした。自分だけがよければいいというような自己中心的な思想は嫌われたし、そういうのは下品だと思われていました。

現代は刹那的《せつなてき》といわれる一方で、生きている今の時間を大事にしない時代になっています。少子化であるにもかかわらず、受験競争だけは激しくなり、いい学校へ入っていい会社に就職しなければならないと考えるのは、常に先のことを思って不安に陥ってしまうということからきているように感じます。あとあとのことだけを思い煩うということが、お金が大事とか、自己中心性を生み出すような気がします。それが結局、自分が将来どうなることこそが重要だからほかの人は蹴落としてもいいとか、蹴落とすべきだという考え方に結びつくのかもしれません。私たちが育った時代とは、まったく逆の現象が表に出てきています。

お釈迦様は『中部経典』の中で、「過去を追うな。未来を願うな。過去は過ぎ去ったものであり、未来はいまだ到っていない。現在の状況をそれぞれよく観察し、明らかに見よ。今なすべきことを努力してなせ」とおっしゃって、今を生きることの大切さを説かれています。聖書にも、「明日のことまで思い悩むな。明日のことは明日自らが思い悩む。その日の苦労は、その日だけで十分である」（「マタイによる福音書六―三四」）と言っています。

私もまた、過去や未来についてひどく思い煩うことはしないほうがいいと思います。今を一生懸命に生きることは、明日につながっていくものです。さらに、今一生懸命生きていれば、昔の出来事を思い出したときに、実はそれがあったからこそ今の自分がいるのだ、と思うことができるはずです。お釈迦様も聖書の言葉も、単純に「過去のことを思うな」とか「未来のことを考えるな」と言っているわけではありません。今を一生懸命生きれば、過去について思い煩うこともないし、明日のことについて心配することもないということだと私は理解しています。

行きあたりばったり的で、先行きの見とおしをちゃんと立てないのが欠点だ、と私はずっと言われてきました。江戸っ子は「宵越しの銭を持たない」と見栄を切りました。彼らのように「その日を一生懸命生きていれば明日はだいじょうぶ」という感覚を持てる人と、「明日のために一生懸命貯めなければならない」と思う人がいるのがこの世でしょう。人間だからいろいろな感覚の持ち主がいるので、それはそれでよいことだ思います。でも「明日のほうがいいかもしれない」と考えて生きるのではなく、今日のことで感動したり、今のことをいろいろと感じながら生きていたほうがいいと私は確信しています。刹那的という意味ではなく、過去からつながっていて未来にもつながっている今を一生懸命生きることが、とても重要なのではないかと思うのです。

感謝する気持ちが大切

昔は、一歳になる前に亡くなっていく子どもがたくさんいました。だから、小学校に行ける年齢まで健康に育つこと自体が、昔の子どもたちにとっては特別におめでたいことでした。健康に育つだけで十分におめでたいから、昔の人は七五三のお祝いをしたのです。今はみんなが普通に育っているので、七五三がそれほどおめでたいものと感じられなくなっています。

先日、私と同じ年のタクシーの運転手さんが、「自分の家は貧しくて、小学生のときにご飯ではなくてサツマイモをお弁当として持っていった」と話してくれました。「小学校二年生か三年生のときに給食がはじまったので、恥ずかしい思いをしなくてすむようになってよかったなと給食に感謝した」とも言っていました。

私は、お弁当はおいしくてありがたいものだと思っていましたから、給食になったときに、「給食はまずいな。お弁当のほうがいいな」と思いました。でも当時、お弁当を持ってくることができない人がいることも知っていましたので、給食を食べられるのはありがたいことでもあると子ども心に思ったのを覚えています。

私が子どものころには、小学校や中学校はみんなが通っていましたが、もう少し前の時代は、家の手伝いをしなければならないため、学校へ行けない子もいました。

私が中学校を卒業したときでさえ、高校へ行ける人はクラスの半分しかいなかったので、高校に行ける人たちは特別に幸せだと思いなさいと学校の先生たちから繰り返し教えられました。また、行けないからといって恥ずかしいことではなく、働くことは尊敬されることであるということも伝えていました。あの時代の子どもたちは、健康で、ご飯がちゃんと食べられて、学校に行けることはとてもありがたいと思って育ったのです。

しかし、現在日本は物質的に豊かになりすぎて、自分が置かれている立場に感謝する気持ちが薄れてきています。健康であるとか、ご飯が食べられるとか、学校に行けることが当たり前になると、そのありがたさがわからなくなります。学校に行けない子どもや、ご飯が食べられない子どもたちがまだ世界中にはたくさんいるということを忘れてはなりません。今飢餓に陥っている人たちが、世界には二億人いるのです。

大手スーパーチェーンに、公正取引委員会が排除措置命令を出したというニュースが流されていました。これはどういうことだろうと思ったら、廃棄処分にするはずのお弁当などの食品を安売りしていた店舗に対して、本部が値引きしないように強制していたのは独占禁止法違反にあたるということでした。

まだ食べられるお弁当を廃棄するのだったら、釜ヶ崎《かまがさき》や山谷《さんや》や年越し派遣村のようなところへ持っていってあげたらどれほど喜ばれるでしょう。その日のうちになくなります。お店に買いにくるかもしれない人たちにただであげてしまうと企業としてはぐあいが悪いのかもしれませんが、絶対に買いにくることができない人たちにあげるのは名案だろうと私は思います。

日本には、分配の思想がなくなってしまったのでしょうか。おなかが空くとはどういうことなのかを、小さいときからまったく感じないで育った世代が社会の大半を占めているからなのでしょうか。

おなかが空くとはどういうことで、ご飯を食べておなかがいっぱいになったときにどれくらい幸せかということを、ほんとうは食事のたびに感じなければならないのだと思います。

親は、子どもが小さいときからそれを教える必要があります。「いただきます」をしないのは、食べられない人たちにとってとても申し訳ないことで、「ごちそうさま」には、食べることができて「ありがとうございました」という意味もあるのだから、食事時にはちゃんと「いただきます」「ごちそうさま」というあいさつをするように教えなければなりません。食べられることのありがたさを感じられないような子には、親がゆっくり話をするべきです。

世界中の飢餓に苦しむ子どもたちのことを思わなければなりません。

脳死と人の死について

臓器移植法案が改正されたため、脳死になった十五歳未満の子どもからも臓器移植のために臓器を摘出できるようになります。しかし、これは非常に難しい問題です。それは、国民が脳死ということに関してまだ完全には理解していないからです。国会議員の中にだって、「脳死とは、心臓が止まる前に脳が死ぬのだろう」という程度にしか考えていない人がたくさんいると思います。

脳死という状態は、実際にはめったに起こらないことなのです。亡くなる方のうち、一パーセントくらいにしか起こりません。普通の状態では、心臓が止まって脳に血がいかなくなり、脳のぐあいがだんだん悪くなるという経過をたどって死に至ります。ところが、例えば事故などで頭に外傷を受け、脳の大部分が壊れてしまったけれども、脳幹部だけはまだかろうじて生き残っていて心臓は止まらなかった、などという場合に脳死が先に起こることがあります。そんなとき、テクノロジーが発達した今は、その人の心臓を取り出して必要としている人に移植ができるようになりました。

心臓移植の実験を、犬を実験台として行っているのを見ました。元気な犬を二匹並べて心臓を取り出し、片方の犬に心臓を移すと、その犬はピンピン動いて「すごいな」と思います。けれども、片方ではついさっきまで元気だった犬が死んでいるという状態です。そんな様子を見ると、「死ぬとはどういうことだろう」とみんなが考えると思いますが、議論するだけではほんとうのことはわかりません。

私たち日本人は、大切な人を看取るとき、血が回らなくなって体がだんだん冷たくなってきたときに、「ああ、死んでしまうのだなあ」と思います。血液が脳に行かなくなれば、必ず脳は死にます。血流を見て血液がまったく脳に行っていなければ、脳は死んだということがわかります。単純に言えば、そういうのを脳死といいます。でも、まだ心臓が動かされていれば体は温かいのです。

人工呼吸器をつけておけば、心臓はまだしばらく動いています。そういうふうに、「人工呼吸器につながれて心臓は動いているけれども、脳はもうだめです。脳は死んでいます」と言われた人が入院している病院に、「あなたは香典を持って行くか、それともお見舞いを持って行くか」ということをだれかが書いていました。この指摘は急所をついています。

脳死の状態だけれども、人工呼吸器につながれて、まだ体が温かい人につき添っている家族のところへみんなが香典を持って行くようになったら、それはもう社会のコンセンサスが得られたということです。そのとき、香典をもらって「ありがとうございます」と言うことができるのは、脳死を人の死ととらえている人です。

心臓移植や臓器移植ができるテクノロジーがあり、その技術を持っている医者がやってあげようと言っています。そして患者さんのご家族が「うちの人は間違いなく死ぬのだから、温かいうちにどうぞ臓器を使ってください」と言うのなら、その人はお釈迦様の「捨身飼虎《しゃしんしこ》」の精神に近い心を持った人です。捨身飼虎とは、前世のお釈迦様が、おなかの空いている虎の親子に自分から身を投げて施したという説話です。そういう思いの人なら、迷うことなく臓器を提供できるでしょう。

しかし、それを法律で決めるのは難しいことです。脳死状態のすべての人を「死んでいる」と決めつけるのは極めて困難です。アメリカでは、子どもががんにかかったときには告知しなければならないと法律で決められています。でも、日本は決めていません。だから、まだ日本には自分の病名がわからなくてすごく不安に思いながら治療をしている子どもがたくさんいます。それは、社会が全体でまだ告知を「よし」と認めていないからです。

特に、古い文化があるところには告知を是《ぜ》としないような考え方の人も多いと、医者も認めています。そういう日本人に、脳死の考え方を理解してもらうのには相当時間がかかるだろうと思っています。

相当時間がかかるという中で、「脳死を死と認めます」というお父さんとお母さんがいて、その子どもがもし脳死状態になって臓器を提供したときに、あとで家族のほかのだれかが、「あの子は私の知らないうちに臓器を取られた」と思ったとしたら全員がとてもかわいそうです。だから、臓器移植は親族全員に理解してもらわなければできないことです。

世間には、「体が温かいうちに心臓をあげてしまうなんて、あそこの家の人はひどい人だ」と言う人がいるかもしれません。逆に心臓を提供しなかった場合、「あんなに困っている人がいるのに、臓器提供しないなんて薄情だ」と言う人もいるでしょう。今の世の中は、匿名化されてインターネットなどの見えないところで簡単に人を中傷できるので、傷つく人がたくさん出てくると思います。そうなったら悲劇です。

どちらの立場の人がいいというのはなく、強い意志を持って「虎に身をあげよう」と思うような人の場合だけ脳死の判定を受け、適正な臓器移植をする。いただいた人たちはどれほどありがたかったかということについて感謝をする。そういうことの積み重ねで脳死も世間の常識になっていくのだろうと思います。すべての人が、脳の血流が遮断された場合にはもう生き返ることはない、という事実を頭だけではなく心の底からしっかりと理解することが前提です。

今はまだまだ中途の過程にあるということです。人間の気持ちも含めて、長く続いた文化を一朝一夕に法律で決めてしまえるほど、日本の文化は浅くはないのです。よく考えなければならない問題です。しかし、国会議員の先生方はそこをほんとうによく考えて議論して決めたかどうかは少し疑問が残ります。国会議員で臓器移植法案に賛成した人は、全員が自分の臓器は全部提供する。自分の妻も子どもたちも賛成でそうする、というのなら、世間の人の臓器提供に対する考え方に強い影響を与えることができるでしょう。でも、そういう人がどれだけいるのかなと思います。また、問題を多数決で決めてしまっていいのかどうかも疑問です。

仏教においても、捨身飼虎のように布施することが大事だという話があるかと思えば、自分のいのちに執着するのはいけない、執着が逆に苦しみを生むという考え方も成り立ちますから、どちらに決めているわけでもないのでしょう。それほどに難しい問題なのです。

脳死という考え方は、技術的に臓器移植ができるようになったから浮かび上がってきた問題です。人間の文明が進歩するにつれて、今後、もっといろいろなことが問題として出てくることと思います。それを一刀両断《いっとうりょうだん》で決着をつけていけば、私たちの社会は、ますますゆがんでいくことになると思います。

一日一日を大事に暮らそう

白血病を発症した七歳の麻意ちゃんは、「麻意は、死ぬの？」と私に聞いてきました。そのとき私は、「今すぐには死なないよ。だけど、人間はみんないつかは死ぬんだ。いつまでもずっと生きるという人はだれもいないんだよ。だから、今を大事にしないといけないよ」という話をしました。

麻意ちゃんは入院をしていたので、病院のチャプレンといろいろな話をしていました。

「細谷先生からこんなふうに言われたけど、どうなの？」

「天国に逝ったら、ちゃんと神様が迎えてくれるの？」

などと質問していたといいます。チャプレンもほんとうの話をきちんとされていましたから、麻意ちゃんは自分の体のぐあいから考えても、いつまでも生きられるわけではないということを実感していたのだと思います。

死と対峙するということを小さいときに経験する人は多くはないと思うし、できればそんなことがないほうがいいと思います。でも、ある程度の年齢、例えば五十歳を超えたくらいの人は、「今日一日で、人生が終わってしまうかもしれない」ということを毎日考えるべきだと私は思っています。

私は毎日、「今日死ぬかもしれない」と思っています。私くらいの年齢になると、いつなにがあってもおかしくありません。実際に、診療中に急に亡くなってしまった友人の内科医もいました。だから、「今死んだらどうなるんだろう」というイメージトレーニングは不可欠です。そして、「借金は私の生命保険で返せるだろうし、子どもたちはみんな成人したし、妻のことは子どもたちが見てくれるから、だいじょうぶ」とも思っています。

小学校で子どもたちにお話をすることがあります。そのとき、「私が、今日の帰り道に交通事故で死なないとはかぎらない」という話をします。子どもたちのお父さんやお母さんも、ある程度の年齢になっていれば、重い病気になったり交通事故に巻き込まれたりして死ぬという可能性はあるのです。だから、みんなはいつも「いのちとはなんなのか」と考える必要があるということを最後に伝えるようにしています。「生きていることはとてもありがたいことだけれども、いつまで生きるという保証はだれにもないのだから、よけいにいのちを大事にしなければならない」ということを子どもたちに少しでもわかってもらいたいからです。

一生懸命生きていれば、ある程度の年齢になったとき、十分に準備ができたと思えるようになるでしょう。そういう日を迎えるためにも、毎日毎日を大事に暮らさなければなりません。若い人は、特に大事に暮らさなければならないと思います。

麻意ちゃんも一生懸命に生きました。チャプレンは麻意ちゃんに、「死んでも神様がちゃんと守ってくれるよ」と言いました。その話を聞いた麻意ちゃんは、心からそれを信じたのだと思います。神様を信じている人が話してくれるから信じる気になるのです。私が「麻意ちゃんは、キリスト様が抱いている、あのたくさんの子羊の中の一匹になるのですよ」と言っても、「うそでしょう？」と思うかもしれません。ほんとうに神様を信じて、自分の仕事にしているチャプレンが心を込めて言ってくれるから信じるのです。だから、信じることを仕事にしている人たちの存在はとても重要だと思うのです。

私は、死んだら、私のことをいちばん大事に思ってくれる人たちがあの世の入り口まで迎えてくれると信じています。そう信じることは、とても大事だと思います。「信じる人は幸いだ」と言いますが、やはりそうなのです。信仰心を持てるということは、人間だけの特権です。

だから、人間のいのちはなくなったらそこでおしまいという考え方はどうなのだろうと思います。

たとえ無宗教論者でも、自分のＤＮＡはそのあとに続いていくという考え方を持ってほしいのです。自分の子どもがいない人でも、自分の親やきょうだいからつながった自分似のＤＮＡが人類の中に入っていき、そういう人間がずっと生き続けていくということを感じながら世の中とさよならをしたほうがいいと思います。少なくとも、自分の体が地球や宇宙に還元されて存続していくのは事実なのです。

麻意ちゃんのおかげで結びついた出来事

聖路加国際病院では、毎年子どもを亡くされたお父さんとお母さんの会が行われています。麻意ちゃんのお父さんとお母さんは、忙しくてしばらくこられませんでしたが、先日の回には何年かぶりでご夫婦そろって出席されました。

ご夫婦は、麻意ちゃんのお兄さんがお嫁さんをもらった話をしてくれました。新しい家族がきてくれて、娘がいるということがどんなにうれしいかをもう一度実感できたとお母さんがうれしそうに言ってくれました。

「麻意がおとなになったら、こんなふうでいてほしいと思うようなお嫁さんなんですよ」と話してくれたのです。

麻意ちゃんのおかげで、私には不思議な出会いがありました。

「大学では小児科医を目指す人が少ないから、講座の中で、小児科医がいかにおもしろい仕事かという話をしてください」と頼まれて、昨年秋田へ行ってきました。教授からは、さらに難しいリクエストがありました。

「小児科医になって東京に行くのではなくて、小児科医になって秋田にとどまることが大切と話してほしい」と言うのです。

そのリクエストに応えて、私は「小児科医は、自分の子どものころのことを考えながら生きることができ、とても充実した生活を送ることができる。子どもたちのために働くということは生きがいとしてはこのうえないものだと思う」と話しました。それに加えて、「今は自己中心的な親が増えてきて、そんな親につぶされる小児科医もすごく多い。でも、そういう人がどこに多いかと言ったら、やはり断然、都会に多いかもしれない。秋田はすごくいい人がたくさんいるから、ちゃんとした小児科医になるまではここで素朴な親ごさんたちに育ててもらって、それからもし東京がまだ魅力的だったら東京に出てくるというのがいいだろう」と、リクエストに合わせて話をしました。

話が終わって医局に戻ったとき、医局員の女医さんがお茶を入れてくださって、「先生のところには、麻意ちゃんのお母さんからまだ連絡がありますか？」と言うのです。私は「麻意ちゃんの本を読んだのですか？」と聞きました。するとその女医さんは「麻意ちゃんのお母さんは、私の小学校のときの担任だったのです」と言うのです。

聞くと、麻意ちゃんが病気になってお母さんは学校の先生を辞めたけれども、彼女は小学校一年生で、そのクラスの担任が麻意ちゃんのお母さんだったそうです。驚いてしまいました。「今まで習った先生の中でいちばんいい先生だった」と話してくれました。だから、麻意ちゃんのお母さんのことはずっと忘れないで年賀状を出したりしていたし、本が出たときにもすぐに読んだそうです。本を読んでこういう理由で麻意ちゃんのお母さんは学校の先生を辞めたのだとわかり、それもきっかけになって小児科の医者になったということでした。

でも、あるとき、麻意ちゃんの家が引っ越しをされて連絡が取れなくなり、がっかりしていたと言うのです。私は携帯で、麻意ちゃんのお母さんに電話をしました。

今でも私たちは「麻意ちゃんのお母さん」と言います。普通のお母さんたちは、「○○ちゃんのお母さん」と言われることをいやがります。けれども、お子さんを亡くしたお母さんたちは、「容子ちゃんのお母さん」とか、「麻意ちゃんのお母さん」と言われるほうがうれしかったりするのです。

私は「麻意ちゃんのお母さんの教え子だったらしいから……」と言って電話を代わりました。私が間に立ち、先生と教え子だった人がそこで話をして、また私に電話が戻ってきました。麻意ちゃんのお母さんは、「自分は六十歳になって定年を迎え、最近はすごく落ち込むことが多かったけど、今日はとってもいい日になった」と言ってくれました。

縁とは不思議なものです。三十年前のことが急に今と結びついたりするのです。そういう糸は、意外と近いところでつながっていたりするのだなと感心させられました。きっと、麻意ちゃんが私たちを結びつけてくれたのです。

在宅看護と「家族力」

最期のときを在宅で過ごすことは、重い病気を抱えた子どもたちには、なによりのことだと私は感じています。でもそれには、お母さんが一生懸命料理をしたり、お父さんがちゃんと働いていることが前提にあります。ご両親の日常の姿が、病気の子にとって大切なものであるとき、在宅看護は大きな意味を持つのです。

しっかりした日常を送っている家族であっても、「ほんとうにこんなにぐあいの悪い子を連れて帰って、だいじょうぶなのか……」と不安に思うことがあるようです。でも「家族力」が助けになっていい時間を家で過ごすことができるものなのです。

私の患者さんでいちばん初めに在宅のまま天国に旅立ったサトシ君は、お父さんとお母さんが「うちの子は『病院よりも絶対に家がいい』と言っていますから」と、家に連れて帰ってくれました。

そのときサトシ君は、肺が真っ白になっていて、平らに寝た姿勢では息をすることができず、枕を抱えてうずくまってかろうじていられるような状態でした。入院したときからそういう病状で、それをもとに戻せないままの帰宅となりました。私は「ほんとうにこのまま家に帰ってご両親は見ることができるのだろうか」と不安でしたが、お父さんとお母さんは、看病しながら普通に生活をされていました。

サトシ君が夜中に突然「餃子が食べたい」と言い出したとき、お父さんは出張で家にいませんでした。いつもならお父さんが車で餃子の皮を買いに行ってくれるはずなのに、お父さんがいないから、お母さんは自分で小麦粉を練って餃子の皮を作ったわけです。サトシ君が、今までで「いちばんおいしかった」と言った餃子です。

そんなに病状の悪い子と二人だけでいっしょにいるのは、お母さんにとっても不安で恐いことだったでしょう。でも、世の中で自分ほどサトシ君にとって頼りになる人はいないはずだと信じ、お母さんは看護に努めました。お父さんも、最後のころは会社をお休みして家にいてくださいました。そういうご両親の「家族力」が、サトシ君を支えたのです。

「もし、息子の息が止まったらどうすればいいですか？」と、お父さんは真っ直ぐに私のほうを見て聞いてこられました。

「息が止まったときにはもうどうしようもないです。でも、どうしてもなにかしなければいられない気持ちにかられたら、トントンと胸をたたいたり、息をマウストゥマウスで吹き込んだりすればちょっとは持ち直すかもしれません。しかし、お父さんとお母さんがそばにいてくれて、彼が寂しくないように、恐くないように支えてくれるのがいちばんですから」とお話ししました。そして、サトシ君はご両親に見守られながら逝ったのです。

サトシ君のお父さんとお母さんは、そういう大変な状況でも勇敢に家でサトシ君を看取りました。私はそれを見て、病院にいてバタバタした状態で亡くなっていくよりは、ずっと安楽に死ねるのだと、その時点で確信しました。その後、一生懸命に在宅看護をやるようになったのです。

でも、信念を持っているご家族でなければ、在宅看護は難しいと思います。強い家族力を持ったサトシ君のお父さんとお母さんに出会えたことが「在宅看護、在宅の看取りをやろう」と私が思った最初です。しかし、そう思っても実際に家で看護できる人がどれだけいるでしょうか。家族同士がほんとうに信じ合わなければできないことです。

私の在宅看護の第二号は、給食を楽しみにしていたまみちゃんでした。学校でチャイムが鳴ると、お母さんが給食をもらいに行き、その間はお父さんがまみちゃんを見ていました。

まみちゃんは私に「いつまでこんなに苦しいの？」と聞いてきました。私は「これ以上がまんできないくらいの苦しみは、まみちゃんには絶対にこないから」と答えました。その答えは前もって考えてあって出したわけではなく、私自身も、きっと自分が死ぬときには、「自分がこれ以上耐えられないというような苦しみを神様仏様は与えないだろう」と思っているから言えた言葉でした。

今まで歯が痛かったりおなかが痛かったりしたのはがまんできたわけですし、がまんできるような苦しみしか自分にはこないと今でも思っています。それ以上苦しいことがあったら、きっとお迎えがくるはずだと信じているので、自然にそういう言葉が出てきたのです。隣にいた訪問の看護師さんも、「そのとおりだと思う」と言ってくれました。

家は、子どもたちにとってかけがえのない場所です。サトシ君がお母さんの作った餃子を食べたり、まみちゃんが学校の給食時間に合わせてほんの一口でも給食を食べるということが、彼らにとって「家族」や「生」を痛切に感じさせたはずだと私は思っています。

お米を研ぐ音

私が小児科医になったばかりのころは、小児がんはまだまだ治らない病気でした。だから、そのころの思い出は亡くなっていった子どもたちのことばかりです。容子ちゃんは「寝たふりをしてみても、細谷先生がいちばん長く枕元にいてくれたから好き」と言ってくれました。それも直接にではなく、亡くなって何年もたってからお母さんの口を通じて私に伝えてくれたのです。「本はおもしろい？」と聞くと、「おもしろいから本を読むのではないよ。自分の知識になるからだよ」と教えてくれた子もいました。

アメリカにいた三年くらいの間は、いろいろなことを考える時間がありましたから、私もだいぶ成長して帰ってきたと思います。一九九〇年ごろから在宅看護をはじめましたが、そのころはすでに小児科医になって二十年近くがたっていました。在宅で過ごした子どもたちからも、私はいろいろなことを教えてもらいました。

いちばん強く感じたことは、病気の子どもの世話をしながら、お父さんもお母さんも生きているということです。お姉ちゃんも生きているし、弟や妹も生きている――。そういう生きているいのちが、死んでいこうとするいのちの傍らで、自分を養っていかなければならないのが人間なのです。

だから、ご飯も食べます。もうすぐ死ぬというような人がいる家でも、お米を研いでご飯を炊きます。朝までつき添ってお米を研ぐ音を聞いた思い出は、今でも忘れられません。そのようなご家族の姿を見て、つくづく、「生きていかなければならない」と決められている人間という生物は、高級であればあるほどとても大きな悲しみを背負った存在だと実感するのです。

生きていくためには働きに行かなければならないし、それからご飯も食べなくてはならない。子どもの死の床のそばで、ご飯の支度をすること自体がご家族にはすごくつらいだろうなと思っていました。

正直に言えば、ご家族は病院で看護したほうがなにかあったときに、「医療者はちゃんとやっていたのか？」と、病院のせいにできるわけです。家で看護していれば気がつかなかったことは、すべて自分の責任になってしまいます。

親に気づかれないように病気の子どもが天国に逝ったことが何度かありました。そんなときは「親孝行をしたんですよ」と言うようにしています。「死ぬことがご飯を食べるとか、お風呂に入るとかの日常の出来事とそう違わないよと、お父さんお母さんに言いたかったんでしょう」という私の言葉を、「そうですね」と受け入れられる人が家で最期の看取りができるのです。すべてを全部引き受けて、家で子どもを看取る人たちがいることは私にとっても大きな救いです。

不幸は必ず幸福に姿を変える

柳田邦男さんは、「今を一生懸命に生きれば、不幸は必ず幸福に姿を変える」という意味のことを言っています。また、自分のお母さんのことについて、「母は貧しい自分の境遇を恨んだりすることはなく、いつも前向き（一生懸命）に生きていました。

決して人の悪口を言うことはなく、常に一人ひとりのすばらしい面に目を向けていました」と語っていました。

柳田さんの言われる一生懸命とは、今の自分の置かれている境遇に不満を抱くことなく、自分のできることを精一杯するということだと思います。そういうお母さんがいらしたということはとても幸せなことだと思います。

自由学園創立者で、日本初の女性ジャーナリストである羽仁もと子さんは「お母さんが朝から晩まで一生懸命に働く姿や、人のために尽くしている姿を子どもに見せることはとても大切です。そこから思いやりが生まれるのです」と言っています。

もちろん昭和初期の専業主婦たちへのメッセージだと思うのですが、私も身の回りに一生懸命やっている人がいるということは、なによりのお手本になるし、教訓になると思います。柳田さんが、今のようにさまざまな社会的不正義に対して怒ったり憤慨したりできる人間に成長したのは、すばらしいお母さんの影響だと思います。

重い病気で入院した子どもたちは、おとなになったら医者になりたいとか、看護師さんになりたいという夢を語ります。また、そうなりたい夢を抱きながら亡くなっていった子どもたちもたくさんいます。

その子たちが人のためになる仕事に就きたいという夢を持つのは、医者や看護師さんなど、一生懸命やっているいいお手本が自分の周りにいたからです。

柳田さんのお母さんも、柳田さんのいいお手本でした。自分のためになにかを一生懸命やってくれる人がいるというのは、最高です。そういう人が身の回りにいれば、これ以上すばらしいことはないと思います。

柳田さんはそんなお母さんに育てられましたが、柳田さんのお子さんの一人は、自死をしてしまいました。それはほんとうにお気の毒なことでした。今の自分があることと、それから自死をしてしまった自分の子どものことを考えると、柳田さんの思いはすごく複雑だと思います。

文藝春秋に柳田さんが『犠牲（サクリファイス）わが息子・脳死の11日』を書かれて、それが文庫本になるとき、私は柳田さんに頼まれてあとがきを書きました。柳田さんは評論家でもあるので、今まで自分のことをあまり表に出したことがなかったけれども、その作品の中でほんとうに「今までと違った柳田ワールドが見えた」というようなことを書きました。

柳田さんと同じように、病気の子どもたちも親子の関係を通じて人生を知り、生き方を学んでその生を全うしていきます。私たちは、常に一生懸命に生きる姿をとおして、子どもたちと対話していきたいものです。

おわりに

死ぬことを通じて、
生きる意味を教えてくれた二百人の子どもたち

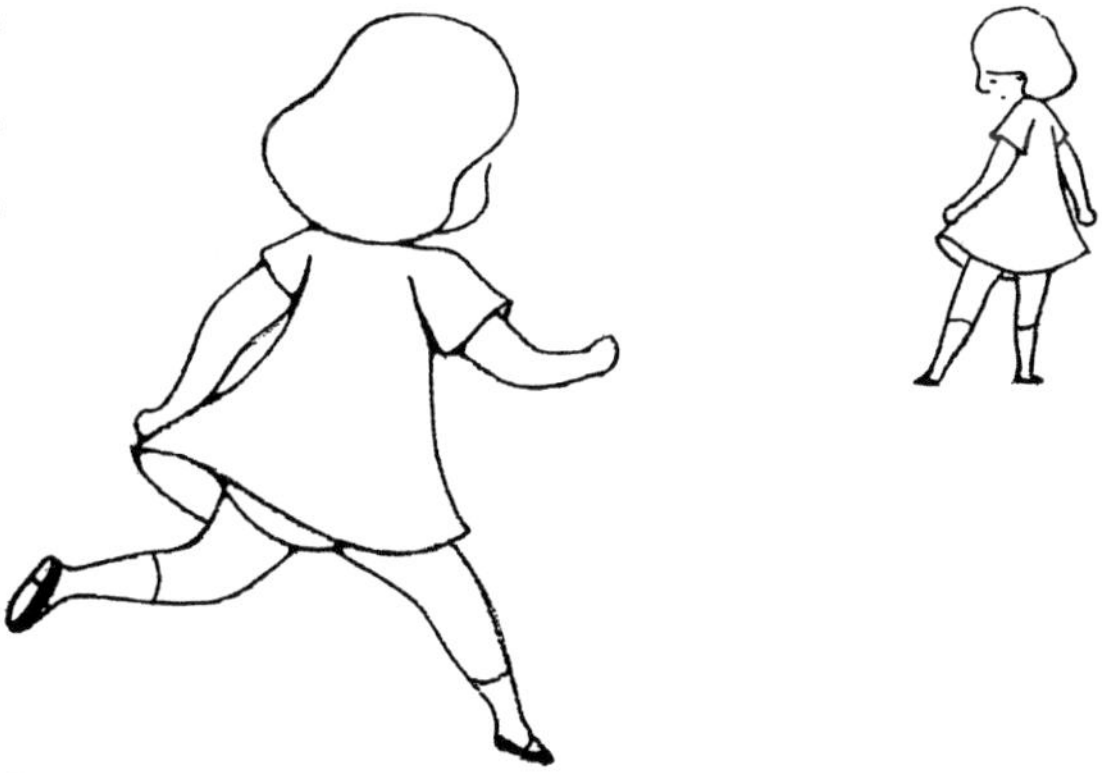

赤ちゃんが生まれてから一歳までに死んでしまう率を、「乳児死亡率」といいます。日本は今、世界一低い乳児死亡率を誇っています。千人の赤ちゃんが生まれたら、二人ほどが亡くなるだけになっています。

私が生まれた戦後間もないころは、千人中八十人ぐらいが亡くなっていました。私の親の世代のころは、千人生まれた赤ちゃんのうち、百五十人以上が満一歳の誕生日を迎えることなく亡くなっていたのです。だから、そのころは今よりももっと「子ども の死」が身近にあったと思います。

私は、小さい子どもが死ぬのはとても不幸なことで、周りのおとなにとっては耐えられない出来事だと思っていました。それをなんとかしたいと思って小児がんを専門とする医者になりました。医者になったばかりのころから、患者さんが亡くなるととても悲しくて必ず泣いていたので、こんなことで医者を続けていけるだろうかととても悩んだこともあります。それでも私が医者を続けてこられたのは、亡くなっていった子どもたちの残していった数多くのメッセージがあったからだと思います。

人間は、亡くなったらおしまいではありません。子どもたちは、残された私たちに、大事な思い出や言葉を豊かな遺産としてたくさんプレゼントしてくれています。それらは、時間がたつと風化してしまうというようなものではありません。

私は、たくさんの子どもたちとの思い出を、大勢の人の前やメディアで話すことがありますす。しかし、私が医者になったばかりのころは、絶対に亡くなった子どもたちの話をしませんでした。話をしたら、私が悪性腫瘍を担当しているということがわかってしまうし、私が診ている子どもたちは、ひょっとしたら自分は死んでしまうのだと思ってしまう可能性があるからです。そう思う医者も多かったからでしょう、短くしか生きられなかった子どもたちが、生きている間になにを考えてなにをしたかということは、お父さんやお母さんが闘病記で書いたりすることはあっても、ほかにあまり発表されることはありませんでした。

しかし、私は長い間医者を続けてきて、子どもたちが生きた短い時間の中で、私に残してくれたことを多くの人に知ってもらう必要があると思うようになり、やがて子どもたちのことを話すようになりました。亡くなっていった子どもたちを忘れないことが、医者である私の務めだとも思ったのです。

亡くなった子どもたちを通じて感じるのは、いのちというものには、長くても短くても、生きてきたというそのことだけで非常に大きな意味があるということです。

それは、死んでいった人たちだけではありません。スティーヴン・ホーキンス博士のような人や、染色体の異常で大変な状況を抱えている人たちや、そのほか多くの苦労をなさっている人たちがいますが、でも、みんなが「生まれてきていいよ」というオーケーをもらって生まれてきているのです。生まれてきたからにはどんな子どもたちもみんな地球の仲間です。さまざまな人がいて、たくさんの複雑なことが絡まり合いながら生きているのが世の中です。

一人の子どもを一人の人間として、どこまで大切にできるか。それがほんとうは私たちにとって、いちばん大切なことだと思っています。

「風のかたち」——そしてこれから

今年（二〇〇九年）、十年間子どもたちを撮り続けた映像が一時間四十五分のドキュメンタリー映画としてまとまりました。「風のかたち――小児がんと仲間たちの10年」です。

私たちは、小児がんと闘う子どもたちのキャンプを一九九七年にはじめました。そのきっかけは、子どもたちに病気の話をきちんと伝えて治療をするのが筋だろうと考えていたからです。

自分の病気を正しく知って治療を受けないと、子どもたちの気持ちがねじ曲がってしまうかもしれないし、子どもたちの権利からいっても、話しをすべきだとずっと考えていました。でも、その当時病気について知らされている子どもはほんの一握りで、病気の子どもたち同士で話し合うという場はありませんでした。だから、そういうマイノリティの人たちを集めて、親から離れたところで話をさせようと思ったのです。それも都会のどこかの講堂ではなく、自然がいっぱいあるところで。大自然の中でキャンプをして話をしたらどんなにすばらしいだろう、というのが私たちの思いでした。

私たちSMS（スマートムンストン）――月本一郎医師（ムン）、石本浩市医師

（ストン）、そして私（スマート）――は、こうして第一回キャンプを三浦海岸で行いました。

アメリカではポール・ニューマンが、小児がんの子どもたちを集めてキャンプに招待するということがはじめられていました。私たちのキャンプはそれとは少し違い、病名を知っていて、なにかと不自由な思いをしている子どもたちが、自分のことを素直に話すことのできるような場所を作ろうというのが目的でした。「お話し会」という夜の時間に、みんなで丸くなってお話しをするということが、キャンプの中でとても重要な位置を占めています。

一年目のキャンプは、予想していた以上に人間と人間が話をすることの大切さを教えられるものになりました。子どもたちは「もし白血病にならず、自分の周りにいる病気の子どもたちとつき合うこともなかったら、自分はとんでもない人間になっていたと思う」とか、「グレていたと思う」、あるいは「今、自分がまじめにものごとを考えているのは、病気をしたからだと思う」というような話をしていました。もう亡くなってしまった子どもたちもずいぶん自分の思いを語ってくれました。

そういう発言をする子どもたちは、自分の周りで起こったことを真剣に受け止め、社会で生きることの大切さや、生きる中でなにがいちばん重要なのかをかぎ分ける能力を持っていました。先行きが短くなった人ほど、その能力は鋭くなるのかもしれません。彼らは自分が置かれている状況を懸命に生きることによって、そこまで到達するのだということを私たちに感じさせてくれました。そして、生きてきた時間の長短ではなく、凝縮された人生の中に、私たちがとても到達できないような境地を垣間見せてくれたのです。

二年目も三浦海岸でキャンプをやることになったのですが、二年目の準備をするときに、去年の経験から私たちもいろいろなことがわかったし、子どもたちにとっても非常に大切なことがらがたくさんあったわけだから、これらを記録しなければならないと思いました。

世の中もこれから十年たったら変わっていくだろうし、マイノリティの子どもたちがマイノリティではなくなることを願いながら、みんなで記録を撮っていったらどうだろうかということになったのです。

記録を撮るのであれば、長く撮ってくれる人にお願いしようと思いました。そこで、「奈緒ちゃん」という長期にわたるドキュメンタリーを撮った実績のある伊勢真一監督にお願いすることにしました。

伊勢監督の姪っ子の奈緒ちゃんは、重症のてんかんでした。伊勢監督は、奈緒ちゃんが死にそうになりながら二十歳に成長するまでの十二年間、彼女をずっと追いかけてドキュメンタリーを撮ったのです。この人だったら長く撮ってくれるからやってもらおうということで、私たちは伊勢監督とその仲間たちを巻き込んで映画を撮りはじめました。十年の間に子どもたちも育つし、どんなふうになるかはわからないけれども、とにかく撮ろうということでスタートしました。

二回目のキャンプのあと、映像は音楽をつけて編集されて、一時間の映画にまとめられました。まとめられた映画は、前もって私たちが伊勢監督のスタジオで観て確認し、キャンプに参加した子どもたちのクリスマス会で観ました。子どもたちが、聞かれたくない話もあるかもしれないと思ったし、実際、親にも観せたくないと言った子もいたのです。全員の親がつき添ってきていましたが、親には外で待っていてもらい、一年目は子どもたちだけで観ました。

それが少しずつ少しずつオープンになっていき、徐々に親も参加するようになりました。十年たつと、中には亡くなっていった子どもたちもいます。看護師さんになると言って看護師さんになった子もいるし、それから先生になると言って先生になった子もいます。そんな子どもたちの姿を全部ひっくるめた十年間の映像と、社会の流れも入れながら撮った映画です。

ドキュメンタリーといっても、例えば科学映画の「飛行機のできるまで」というようなものとは少し違います。またストーリーのある映画とも違い、十年間という時間の流れを作品として表現しています。だから、それを観た人がどうとらえるかによって、相当感じ方が違ってくるでしょう。

実際に観てみると、十年という時間の長さをしっかりと感じさせてくれる作品になっていました。一年ごとに一時間にまとめた映画だけでも、十時間あるわけです。そのほかにも、実際はもっとたくさん撮影してありました。その中から選んで編集して、一年ごとにまとめた中に入っていなかった映像も入れて、一時間四十五分にまとめたのです。十年を一本にまとめて意識的に編年体にしていないものだから、少しわかりにくいところもあるかもしれませんが、でも、雰囲気が非常によく感じられる映画になっています。

キャンプ場は、とても開放感があるので大勢の子どもたちが参加します。元患者だった人も、「私たちがボランティアになるから」と言ってボランティアになり、キャンプを支えてくれて、今では当初の私たちが望んでいたような形になってきました。

ところが、年を重ねるにつれて、参加者がマイノリティではなくなってきた分、同窓会のようになってきました。同窓会は同窓会で今後も続けようと思っていますが、私たちは、これから世の中に訴える手段として、もっと違った方法が必要だと少し前から感じていました。

そこで、現在新たに定置のキャンプ場を北海道に造っています。「そらぷちキッズキャンプ」です。「そらぷち」とは、アイヌ語で「滝のある川」という意味らしく、北海道の滝川という場所です。でも、「そら」はソーラーで太陽みたいだし、「ぷち」

は「ちょっと小さい」でこのキャンプにぴったりな名前だと思っています。

キャンプ場は、夏と冬には子どもたちの休みを利用して使用され、春と秋は重い病気の子どもたちを抱えている家族が遊びにこられるようなキャンプ場にしたいと考えています。

事務棟はもう建っています。資金もなんとか目安がついてきました。あとはメンテナンスをどういうふうにしていくかということと、それから、社会のみんなが病気で苦しんでいる人たちに少しでも資金を分配してあげようと思ってくれたらいいなあと思っています。そういう分配をするにはこういうところがあるし、もし労働力を提供したいと思う人はここにきたらいつでもボランティアができますよ、というような場にしていきたいと思っています。マイノリティの人たちが自分を表現するということはとても大事だと思いますし、そういう場を作るのは貴重なことだと自負しています。

私はますます忙しくなりました。土曜日にはさまざまな会議や講演があり、日曜日は山形の田舎で診療を続けています。そうすると休みがありません。ここにきて日本小児科学会脳死臓器移植プロジェクト委員の仕事まで回ってきました。

山形での診察は、普通の風邪や腹痛の子どもたちがほとんどなので、お母さんたちの子育てを手伝っているという感じで診察しています。でも、小児がんの子どもたちとは、「たとえ鉄砲の弾が飛んできても、だいじょうぶ！　たいしたことはない！」と言えるくらいの精神状態でいないと向き合えません。山形で健康な子どもたちとつき合い、たくましい子どもたちの生命力を吸収して東京での闘いに立ち向かうのですから、そのためにも山形での診察は私にとって大事なものなのです。

幸いがんの治療はどんどん進化して、治って当たり前という時代がやってきつつあります。だからこそ、先にさよならしていった二百人の子どもたちのことを、私は忘れないで伝え続けていかなければならないと思っています。

子どもは、死んではいけない人たちだから……。

細谷亮太（ほそや りょうた）
聖路加国際病院副院長、小児総合医療センター長

1948年、山形県生まれ。

東北大学医学部卒業後、聖路加国際病院小児科に勤務。

小児がんが不治の病だった70年代にテキサス大学総合がん研究所に3年間赴任し、最先端の治療を学ぶ。帰国後に、聖路加国際病院小児科に復職。小児科部長として小児がんの子どもたちの治療にたずさわると同時に、子どもたちとのキャンプ活動や執筆活動にも取り組む。俳人としても旺盛な活動を行う。専門は小児血液・腫瘍学、小児保健など。


著書に『川の見える病院から』（岩崎書店）、『医師としてできること できなかったこと』（講談社）、『いつもいいことさがし』（暮らしの手帖社）などがある。

ブックデザイン　鈴木正道（Suzuki Design）
本文イラスト　山下以登
編集協力　みち書房
カバー写真　足利孝二

今、伝えたい「いのちの言葉」

2009年11月30日 初版第1刷発行
2016年10月20日 初版第8刷発行

著者　細谷亮太
発行者　水野博文
発行所　株式会社佼成出版社
〒166-8535 東京都杉並区和田2-7-1
電話（03）5385-2317（編集）（03）5385-2323（販売）
URL http://www.kosei-shuppan.co.jp/

印刷所　株式会社啓文堂
製本所　株式会社若林製本工場

ISBN978-4-333-02412-4 C0095